医学影像诊断与超声技术

李玉芹　徐熠琳　高劲松
周天志　彭文通　黄　猛　　主编

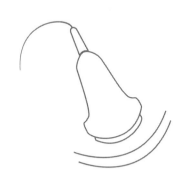

广西科学技术出版社
·南宁·

图书在版编目（CIP）数据

医学影像诊断与超声技术 / 李玉芹等主编 . -- 南宁：
广西科学技术出版社，2024.6. --ISBN 978-7-5551
-2234-0

I.R445

中国国家版本馆 CIP 数据核字第 2024YM6518 号

医学影像诊断与超声技术

李玉芹　徐熠琳　高劲松　周天志　彭文通　黄　猛　主编

责任编辑：李　媛　　　　　　　　装帧设计：韦娇林
助理编辑：黎　奚　　　　　　　　责任校对：冯　靖
责任印制：陆　弟

出 版 人：梁　志　　　　　　　出版发行：广西科学技术出版社
社　　　址：广西南宁市东葛路 66 号　　邮政编码：530023
网　　　址：http://www.gxkjs.com

印　　　刷：广西民族印刷包装集团有限公司

开　　　本：787 mm×1092 mm　　1/16
字　　　数：193 千字　　　　　　　印　　　张：10
版　　　次：2024 年 6 月第 1 版
印　　　次：2024 年 6 月第 1 次印刷
书　　　号：ISBN 978-7-5551-2234-0
定　　　价：98.00 元

《医学影像诊断与超声技术》

编 委 会

主　编　李玉芹　徐熠琳　高劲松　周天志
　　　　　彭文通　黄　猛

副主编　任　涛　蒋　群　段　清　柳　彬
　　　　　王　芳　田　丹　许海棠　叶常春
　　　　　宋晶晶　金　静　李　锐　张广彬

编　委（按姓氏笔画为序）

　　　　王　芳　资阳市雁江区妇幼保健计划生育服务中心
　　　　王立娟　首都医科大学附属北京安贞医院
　　　　叶常春　惠州市龙门县人民医院
　　　　田　丹　雅安市人民医院
　　　　任　涛　天津市环湖医院
　　　　刘巧红　上海中医药大学博鳌国际医院
　　　　刘俊佐　重庆市万盛经济技术开发区人民医院
　　　　许海棠　蚌埠医科大学第一附属医院
　　　　李　晶　天津市北辰医院
　　　　李　锐　厦门大学附属中山医院
　　　　李玉芹　连云港市赣榆区人民医院
　　　　宋晶晶　雅安市人民医院
　　　　张　俊　乌兰察布市丰镇市医院
　　　　张广彬　化州市人民医院
　　　　金　静　重庆市九龙坡区科学城人民医院
　　　　周天志　广安市人民医院
　　　　柳　彬　重庆市涪陵区妇幼保健院
　　　　段　清　天津医科大学第二医院
　　　　徐熠琳　天津医科大学肿瘤医院
　　　　高劲松　张家界市人民医院
　　　　黄　猛　安徽医科大学第一附属医院东城院区
　　　　　　　　（肥东县人民医院）
　　　　彭文通　资阳市中医医院
　　　　蒋　群　攀枝花市第二人民医院

前　言

医学影像学是在运用影像技术显示人体内部结构的形态与功能信息的基础上实施介入性治疗的学科，是医学领域发展最快的学科之一。近年来，医学超声成像技术有了很大进展。传统的超声成像技术，如二维超声成像技术和彩色多普勒血流成像技术，正经历着持续的优化与革新。这些技术的二维图像分辨率不断提高，血流成像敏感性大幅提升，为精准观察正常和病理状态下的组织形态结构及心血管腔内血流变化、深入探究组织内部血流灌注情况提供了更可靠的影像依据。

随着医疗行业对精准医疗的需求日增，精准诊断已成为治疗的前提，其主要是依靠影像学检查和实验室检查等技术手段来实现的。鉴于人体结构的复杂性、疾病表现的多样性及个体的差异性，尽管影像诊断难以达到 100% 的准确率，但是针对每一位患者，我们的目标是追求 100% 的准确率。这也对影像科医师提出了更高的要求：他们需要敏锐地捕捉病变的征象，根据影像所见做出明确的定位甚至定性诊断，从而准确判断疾病。因此，快、准、精、深地读片是影像科医师的职责所在。为契合新时期医学影像诊断提出的更高要求，提高广大临床医师的技术水平，我们特意编写《医学影像诊断与超声技术》一书。

本书在编写过程中注重医学影像诊断与超声技术的应用，强调实用性和适用性。本书主要以人体各系统疾病的影像诊断为基础，介绍医学影像学各种检查及超声诊断技术的基础知识、基本理论和发展概况，简述常见疾病的临床病理及不同成像技术的影像学表现和诊断，内容简明扼要，重点突出。本书旨在帮助临床及影像科医师加深对各系统疾病的认识，优化患者的检查流程，对于提高临床常见疾病的诊疗水平具有重要的现实意义，可为广大临床医师学习影像检查方法和疾病影像表现提供参考。

由于医疗技术的不断发展和医学影像诊断技术的日新月异，加之编者水平和实践经验有限，书中难免存在疏漏或不完善之处，恳请广大读者及医务工作者提出宝贵的意见，以便我们不断改进与完善。

编　者

2024 年 3 月

目 录

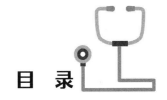

第一章　影像诊断学基础

第一节　X线成像

一、X线的产生与特性

（一）X线的产生

1895 年，德国科学家伦琴首次发现了一种特殊射线，它拥有极高的能量，虽然肉眼看不见，但是能穿透不同物质，并具备激发荧光物质发光的能力。当时人们对这种射线的性质还不了解，起初被命名为 X 射线，简称 X 线（X-ray）。为纪念发现这一射线的科学家伦琴的卓越贡献，后来该射线也被称为伦琴射线。

一般来说，高速行进的电子流撞击物质时即可产生 X 线。具体来说，X 线是在真空管内高速行进成束的电子流撞击钨（或钼）靶时产生的。因此，X 线发生装置主要包括 X 线管、变压器和操作台。X 线管是一种高度真空的二极管装置，包含一个杯状的阴极，阴极内装着灯丝；阳极则由呈斜面的钨靶和附属散热装置组成。变压器专门设计用于为 X 线管的灯丝提供所需电源，并同时产生高电压，以满足 X 线管工作的能量需求。操作台主要为调节电压、电流和曝光时间而设置，包括电压表、电流表、时计、调节旋钮和开关等。X 线管、变压器和操作台之间，通过电缆进行连接。X 线的发生程序是：接通电源，电流经过降压变压器，供 X 线管灯丝加热，产生自由电子并聚集在阴极附近。当升压变压器向 X 线管两极提供高压电时，阴极与阳极间的电势差陡增，处于活跃状态的自由电子受强有力的吸引，使成束的电子以高速由阴极向阳极行进，撞击阳极钨靶的原子结构。撞击产生了能量转换，其中约 1% 的能量形成了 X 线，其余 99% 的能量则转换为热能。X 线主要从 X 线管窗口发出，热能由散热设施散发。

（二）X线的特性

X 线是一种波长很短的电磁波，波长范围为 0.0006 nm ～ 50 nm。目前 X 线诊断常用的波长范围为 0.008 ～ 0.031 nm（相当于 40 ～ 150 kV）。在电磁辐射谱中，X 线居于 γ 射线与紫外线之间，比可见光的波长要短得多，肉眼看不见。

除了上述一般物理性质，X线还具有以下四方面的特性。

①穿透性：X线波长很短，具有很强的穿透力，能穿透一般可见光不能穿透的各种不同密度的物质，在穿透过程中，物质会受到一定程度的吸收，即X线的强度会发生衰减。一方面，X线的穿透力与X线管的电压密切相关，电压越高，所产生的X线的波长越短，穿透力也越强；反之，电压越低，所产生的X线波长越长，其穿透力也越弱。另一方面，X线的穿透力还与被照体的密度和厚度有关。X线的穿透性是X线成像的基础。

②荧光效应：X线能激发荧光物质（如硫化锌镉、钨酸钙等），使其产生肉眼可见的荧光。X线作用于荧光物质，使波长短的X线转换成波长较长的荧光，这种转换叫作荧光效应。荧光效应是进行透视检查的基础。

③感光效应：涂有溴化银的胶片，经X线照射后，感光产生潜影，经显影、定影处理，感光的溴化银中的银离子（Ag^+）被还原成金属银（Ag），并沉淀于胶片的胶膜内。经处理的金属银微粒在胶片上呈黑色；而未感光的溴化银，在定影及冲洗过程中从X线胶片上被洗掉，因而显出胶片片基的透明本色。依金属银沉淀的多少，产生了黑白影像。因此，感光效应是X线成像的基础。

④电离效应：X线通过任何物质都可产生电离效应。空气的电离程度与空气所吸收X线的量成正比，因而通过测量空气的电离程度可计算出X线的量。当X线进入人体时，同样会产生电离作用，这种作用使人体产生生物学方面的改变，即生物效应。电离效应是放射防护学和放射治疗学的基础。

二、X线成像的基本原理与设备

（一）X线成像的基本原理

1.X线影像形成的条件

X线之所以能使人体在荧屏或胶片上形成影像，一方面是基于X线的特性，即其穿透性、荧光效应、感光效应和电离效应；另一方面是基于人体组织有密度和厚度的差别。由于这种差别的存在，当X线透过人体不同组织结构时，它被吸收的程度不同，到达荧屏或胶片上的X线也产生差异。

因此，X线影像的形成应具备以下三个基本条件：①X线应具有一定的穿透力，这样才能穿透照射的组织结构；②被穿透的组织结构，必须存在密度和厚度的差异，这样在穿透过程中被吸收后剩余下来的X线量，才会是有差别的；③这个有差别的剩余X线仍是不可见的，还必须经过显像这一过程，例如经X线片、荧屏或电视屏显示才能获得具有黑白的、层次差异的 X 线影像。

2. 成像与人体组织结构的厚度、密度相关

人体组织结构由不同元素构成，其密度差异源于各组织单位体积内所含元素总量的不同。人体组织结构的密度可归纳为三类：①高密度的有骨组织和钙化灶等。②中等密度的有软骨、肌肉、神经、实质器官、结缔组织，以及体内液体等。③低密度的有脂肪组织及存在于呼吸道、胃肠道、鼻窦和乳突内的气体等。

病理变化也可使人体组织密度发生改变。例如，肺结核病变可在原属低密度的肺组织内产生中等密度的纤维性改变和高密度的钙化灶；在胸片上，于肺影的背景上出现代表病变的白影。因此，不同组织密度的病理变化可产生相应的病理 X 线影像。

人体组织结构和器官形态不同，厚度也不同。其厚薄部分或分界明确，或逐渐移行。厚的部分会吸收更多 X 线，透过的 X 线减少，薄的部分则相反。因此，在 X 线投影中，不同厚度的组织或物体将呈现不同的影像。在 X 线片和荧屏上显示出的黑白对比、明暗差别，以及由黑到白、由明到暗的现象，其界限或比较分明或渐次移行，这些都与人体组织结构厚度的差异相关。

由此可见，密度和厚度的差异是影像对比的基础，也是 X 线成像的基本条件。

（二）X 线成像设备

X 线机包括 X 线管及支架、变压器、操作台以及检查床等基本部件。20 世纪 60 年代以来，随着影像增强和电视系统技术的应用，它们逐渐成为新型 X 线机的主要部件之一。为保证 X 线摄影质量，新型 X 线机在摄影技术参数的选择、摄影位置的校正方面，都更加数字化、自动化。近年来，为适应影像诊断学专业的发展，除了通用型 X 线机，又开发了适用于心血管、胃肠道、泌尿系统、乳腺，以及介入放射、儿科、手术室等专用的 X 线机。

三、X 线图像特点

X 线图像是灰阶图像，由从黑到白不同灰度的影像组成。这些具有不同灰度的影像是用光学密度的差异反映人体组织结构的解剖特征及病理状态。人体组织结构的密度与 X 线图像上影像的密度是两个不同的概念，前者是指人体组织中单位体积内物质的质量，后者则指 X 线图像上所显示影像的黑白。物质的密度与其本身的比重成正比，即物质的密度越高，比重越大，物体吸收的 X 线量越多，影像在图像上呈白影。反之，物质的密度越低，比重越小，物体吸收的 X 线量越少，影像在图像上呈黑影。因此，图像上的白影与黑影虽然也与物体的厚度有关，但是主要反映物质密度的高低。在工作中，通常用密度的高与低表述影像的白与黑，用高密度、中等密度和低密度分别表述白影、灰影和黑影，以表示物质密度的高低；人体组织密度发生改变时，则用密度增高或密度降低来表述影像的白影与黑影。此外，X线图像是X线束穿透某一部位的不同密度和厚度组织结构后的投影总和，是该穿透路径上各个结构影像相互叠加在一起的结果。例如，在正位X线投影中，图像包含了前部、中部和后部的多层组织结构。X线束从X线管向人体作锥形投射，这不仅导致X线影像有一定程度的放大效应，还可能使被照体原来的形状失真，并产生伴影，这些伴影降低了X线影像的清晰度。

四、X线检查技术

如上所述，人体组织结构的密度不同，是产生X线影像对比的基础，此称为自然对比。对于缺乏自然对比的组织或器官，可人为引入在密度上高于或低于它的物质，使之产生对比，此称为人工对比。自然对比和人工对比是X线检查的基础。

1. 普通检查

普通检查包括荧光透视和X线摄影。

①荧光透视：简称透视。采用影像增强电视系统，影像亮度强，成像效果更好。透视检查可转动患者体位，改变方向来进行观察；可了解器官的动态变化，如心脏与大血管的搏动、膈肌运动及胃肠的蠕动等。荧光透视操作方便，成本相对较低，能及时提供诊断信息，现多用于胃肠道钡剂检查。然而，透视检查也存在局限性，其影像对比度和清晰度较低，难以观察密度差别小的病变，以及密度与厚度较大的部位（如头颅、脊柱、骨盆等）。此外，透视检查缺乏客观记录的方式。

②X线摄影：对比度及清晰度均较好；能使密度、厚度较大的部位或密度差别较小的病变显影。常需做互相垂直的两个方位摄影，如正位及侧位。

2. 特殊检查

特殊检查有软X线摄影、体层摄影、放大摄影和荧光摄影等，但自应用CT等现代成像技术以来，只有软线摄影还在应用。

软X线摄影采用能发射软X线，即长波较长的钼靶X线球管，常用电压为22～35 kV，主要用于检查软组织，如乳腺。为提高图像的分辨力，以便查出微小癌，对软X线摄影装备及技术进行了许多改进，包括改进乳腺钼靶体层摄影、数字乳腺摄影、乳腺数字减影血管造影，并采用立体定位和立体定位针刺活检等技术。

3. 造影检查

对于缺乏自然对比的结构或器官，可将密度高于或低于该结构或器官的物质引入器官内或其周围间隙中，人为地创造出对比度，从而产生对比以显影。这一过程被称为造影检查，引入的物质称为对比剂，也称造影剂。造影检查的应用，扩大了 X 线检查的范围。

（1）对比剂按影像密度高低分为高密度对比剂和低密度对比剂两类。高密度对比剂为原子序数高、比重大的物质，有钡剂和碘剂；低密度对比剂为气体，目前已少用。钡剂为医用硫酸钡粉末，加水和胶配成不同浓度的钡混悬液，主要用于食管及胃肠造影。碘剂分有机碘和无机碘制剂两类，后者基本不用。将有机水溶性碘对比剂直接注入动脉或静脉，可显示血管，用于血管造影和血管内介入技术，经肾脏排出后，可显示肾盂及尿路，还可作 CT 增强检查等。

水溶性碘对比剂分为两型：①离子型，如泛影葡胺。②非离子型，如碘海醇、碘普罗胺和碘帕醇等。离子型对比剂具有高渗性，可引起毒副反应。非离子型对比剂具有相对低渗性、低黏度、低毒性等优点，减少了毒副反应，适用于血管造影及 CT 增强扫描。

（2）造影方法有两种：①直接引入，包括：口服，如食管及胃肠钡剂检查；灌注，如钡剂灌肠、逆行尿路造影及子宫输卵管造影；穿刺注入或经导管直接注入器官或组织内，如心血管造影和脊髓造影等。②间接引入，经静脉注入后，对比剂经肾脏排至泌尿道内，从而进行尿路造影。

（3）检查前准备及造影反应的处理。各种造影检查都有相应的检查前准备和注意事项，必须认真准备，以保证检查结果满意和患者的安全。应备好抢救药品和器械，以应对突发紧急状况。在对比剂使用中，钡剂较安全。在造影反应中，碘对比剂过敏较为常见，且偶尔会发生较严重的过敏反应。

使用碘对比剂时，要注意以下四点：①了解患者有无用碘剂禁忌证，如严重心脏疾病、肾脏疾病、甲状腺功能亢进及过敏体质等。②向患者做好解释工作，争取其配合。③进行碘剂过敏试验时，如结果为阳性，不宜做造影检查。然而，过敏试验为阴性的患者在接受造影检查时也可发生过敏反应。因此，必须提前做好抢救过敏反应的准备，并确保具备相应的应急处理能力。④严重反应包括周围循环衰竭和心脏停搏、惊厥、喉水肿和哮喘发作等，应立即终止造影检查并进行抗休克、抗过敏和对症治疗。呼吸困难应给氧，周围循环衰竭应注射去甲肾上腺素，心脏停搏则须立即进行胸外心脏按压。

（4）X线检查方法的选用原则。X线检查方法的选用，应在了解各种X线检查方法的适应证、禁忌证和优缺点的基础上，根据临床初步诊断和诊断需要来决定，应当选择安全、简便而又经济的方法。因此，应首先选用普通检查，再考虑造影检查；胃肠检查首先应选用钡剂造影。此外，有时选用两三种检查方法都是必需的。对于可能发生反应和有一定危险的检查方法，选择时更应严格掌握适应证，不可滥用，以免给患者带来伤害。

五、X线诊断的临床应用

X线诊断用于临床已超过百年。尽管现代影像技术，如CT和MRI等，在疾病诊断方面显示出很大的优越性，但并不能取代X线检查。一些部位，如胃肠道，仍主要使用X线检查，骨骼、肌肉和胸部也多是首先选用X线检查。X线具有成像清晰、经济、简便等优点，因此X线诊断仍是影像诊断中使用最多和最基本的技术手段。

第二节　数字X线成像

普通X线成像采用的是模拟成像，它以胶片为介质，对图像信息进行采集、显示、存储和传输。其缺点是摄影技术条件要求严格，曝光宽容度小；照片上影像的灰度固定不可调节；密度分辨率低；在照片的利用与管理上也有诸多不便。为此，将普通X线成像转变为数字X线成像（digital radiography，DR）非常必要。

一、DR成像的基本原理与设备

数字X线成像是一种将普通X线摄影装置或透视装置与电子计算机相结合，使X线信息由模拟信息转换为数字信息，从而生成数字图像的技术。根据结构上的差别，DR可分为计算机X线成像（computer radiography，CR）、数字X线荧光成像（digital fluorography，DF）和平板探测器数字X线成像，具体介绍如下。

（一）CR

CR以影像板（image plate，IP）代替X线胶片作为介质。在CR系统中，IP能够捕获X线穿透被检体的潜影信息，这些潜影信息要经过读取、图像处理和显示等步骤，才能显示数字图像。IP 由含有微量元素铕（Eu^{2+}）的化合物结晶（$BaFX：Eu^{2+}$，$X=C1$、Br、I）制成，透过人体的 X 线使 IP 感光，形成潜影。用激光扫描系统读取 IP 上的潜影信息，由激光激发 IP 上的辉尽性荧光材料经光电倍增管转换成电信号，再由模拟 / 数字转换器转换成数字影像信息。数字影像信息经图像处理系统处理，可在一定范围内调节图像。图像处理主要包括以下几个方面：①灰阶处理，使数字信号转换成黑白影像，并在人眼能辨别的范围内选择合适的灰阶，以达到最佳的视觉效果，利于观察不同的组织结构。②窗位处理，可以使一定灰阶范围内的组织结构依其对 X 线吸收率的差别，得到最佳的显示效果，从而提高影像的对比度。③X 线吸收率减影处理，以消除某些组织的影像，达到减影目的。④数字减影血管造影处理，得到数字减影血管造影（digital subtraction angiography，DSA）图像。

数字信息经数字 / 模拟转换器转换，于显示屏上显示出人眼可见的灰阶图像。CR 的数字化图像除了胶片摄影，还可用磁带、磁盘和光盘长期保存。

CR 的设备不仅有 X 线机，还有 IP、影像图像读取装置、影像图像处理装置、影像图像记录装置、影像存储和显示装置及控制用的计算机等。

CR 与普通 X 线成像相比，CR 实现了数字 X 线成像，提升了图像密度分辨率与细节展示能力，增加了信息的显示功能，降低了 X 线曝光量，增加了曝光宽容度，支持数字化存储与 PACS 集成，从而提升了医疗影像诊断的效率与便捷性。

但是 CR 成像也有一些缺点，其成像速度慢，无透视功能，图像质量不高，发展前景差，预计未来将被平板探测器数字 X 线成像所取代。

（二）DF

DF 采用 Ⅱ TV 代替 X 线胶片或 CR 的 IP 作为成像介质。该系统通过高分辨率摄像管对影像增强电视系统荧屏上的图像进行序列扫描，把所得连续视频信号转化为间断的、独立的信息，形成像素。随后，模拟 / 数字转换器将每个像素转成数字，并按特定序列排成数字矩阵。这一过程实现了 Ⅱ TV 图像的像素化和数字化。当前国际上已经用电荷锅台器代替摄像管采集 Ⅱ TV 的光信号。数字矩阵分辨率为 $512×512$ 或 $1024×1024$，意味着像素越小，数量越多，图像越清楚。DF 光电转换较快，成像时间短，图像质量较好。此外，该技术还有透视功能，最早应用于 DSA 和 DR 胃肠机。

DF 与 CR 都是将模拟的 X 线信息转换成数字信息，但两者信息采集方式不同。具体来说，CR 用 IP 作为信息捕获媒介，DF 用 Ⅱ TV 来实现这一过程，但两者在图像显示、存储及后期处理方面基本相同。

DF 与 CR 都是先将 X 线转换成可见光，再转成电信号。由于有经摄像管或激光扫描转换成可见光再行光电转换的过程，信号损失较多，图像不如平板探测器数字 X 线成像那样清晰，因此为了区别二者，人们将 CR 和 DF 称为间接数字 X 线成像，而将平板探测器数字 X 线成像称为直接数字 X 线成像。

（三）平板探测器数字 X 线成像

用平板探测器将 X 线信息转换成电信号，再转成数字化，整个转换过程都在平板探测器内完成。它没有经过摄像管或激光扫描的过程，因此 X 线信息损失少、噪声小、图像质量好。更因成像时间短，可用于透视及实行时间减影的 DSA，扩大了 X 线检查的范围。

一种平板探测器为无定型硅碘化铯平板探测器。它是在玻璃板底基上固定有低噪声的半导体材料制成的无定型硅阵列部件，表面覆有针状碘化铯闪烁晶体。在平板探测器内，X 线信号转换成的光信号经硅阵列及光电电路转换成电信号，再转换成数字信号。

另一种平板探测器是在非晶硅表面覆以光电导体的硒层，使 X 线信号直接转换为电信号，但其转换率不高，硅材料不够稳定，不能快速采集信息。此外，还有由直线阵列氙微电离室组成的探测器作为介质的平板探测器。

由上可知，平板探测器数字 X 线成像图像质量好、成像快，是今后数字 X 线成像发展的方向。

二、DR 的临床应用

CR、DF 与 DR 都是数字 X 线成像，都有数字成像的优点，与普通 X 线成像相比，有明显的优势。数字图像质量与所含的影像信息量可与普通 X 线成像媲美，其有以下优点：①图像处理系统可调节对比度，故能得到最佳的视觉效果。②照射条件的宽容范围较大。③患者接受的 X 线量较少。④图像信息可摄成照片或由磁盘或光盘储存。⑤可输入 PACS 中。⑥还可行体层成像和减影处理。

数字图像与普通 X 线图像都是所摄部位总体的叠加影像，普通 X 线能摄照的部位也都可行数字成像，对图像的解读与诊断也与传统的 X 线图像相同。只不过数字图像由具有一定分辨率（比如分辨率 1024×1024）的像素组成，而普通 X 线图像由银颗粒组成。数字成像在展现骨结构及软组织细节方面明显优于普通 X 线成像，不仅提升了图像质量，还具备了定量分析矿物盐含量的能力。此外，对肺结节性病变的检出率也高于普通 X 线成像，数字胃肠双重对比造影在显示胃小区、微小病变及肠黏膜皱襞方面也优于普通 X 线成像。

从图像质量、成像速度、照射条件的宽容度及照射剂量等方面，对 CR、DF 及 DR 进行比较：CR 图像质量差，成像时间长，工作效率低，不能进行透视；DF 成像时间短，可行透视，多用于血管造影、DSA 和胃肠造影，缺点是 DF 设备不能与普通的 X 线装置兼容；而 DR 则有明显的优势，只是目前价格较为昂贵。

第三节　数字减影血管造影

血管造影是一种 X 线检查方法，通过将水溶性碘对比剂注入血管内使血管显影。然而，血管常与骨骼及软组织重叠，影响血管的显示。为克服此局限，DSA 应运而生，它是利用计算机处理数字影像信息，消除骨骼和软组织影像，使血管显影清晰的成像技术。目前，DSA 在血管造影中的应用已很普遍。

一、DSA 成像的基本原理与设备

数字成像是 DSA 的基础，在数字减影的方法中，时间减影法最为常用。

经导管向血管内注入水溶性碘对比剂，当对比剂到达感兴趣血管时，对检查部位进行连续成像。选取一帧无对比剂的图像作为蒙片和一帧含有对比剂的图像（这两帧图像称为减影对），经计算机对这两帧图像进行数字减影处理，使骨骼与软组织的影像相互抵消，再转换为图像，骨骼及软组织影像会被消除，只留有清晰的血管影像。此过程称时间减影法，其核心在于利用不同时间点的图像差异来实现血管影像的清晰成像。血管内不含对比剂的图像作为蒙片，可用任一帧含对比剂的图像作为减影片，进行减影处理，可得不同期的 DSA 图像。时间减影法所用的各帧图像是在造影过程中所得，任何运动均可使图像不一致，造成减影对的图像难以精确重合，即产生"配准不良"现象，进而影响血管影像的清晰度。

DSA 设备主要是数字成像系统，可行三维信息采集以实现三维图像显示，明显提高了 DSA 的显示能力。

二、DSA 检查技术

根据对比剂注入动脉或静脉的不同，DSA 检查分为动脉 DSA（intraarterial DSA，IA-DSA）和静脉 DSA（intravenous DSA，IV-DSA）。IADSA 血管成像清楚，且对比剂用量少，因此现在普遍采用 IADSA。

IADSA 的操作是将导管插入动脉后，向导管内注入肝素以防止导管凝血。将导管尖端插入感兴趣动脉开口，导管尾端连接压力注射器，团注对比剂。注入对比剂前将影像屏对准检查部位。于造影前及整个造影过程中，根据需要以每秒 1 帧或更多的帧频，摄照 7 ～ 10 s，随后经操作台处理即可得到 IADSA 图像。

三、DSA 的临床应用

DSA 由于没有骨骼与软组织影的重叠，血管及其病变显示更为清楚，因此已经取代了一般的血管造影技术。其选择性或超选择性插管，可很好地显示小的血管及微小病变。同时，可实现血流的观察动态图像，成为功能检查手段。DSA 可用较低浓度的对比剂，用量较少，可降低患者中毒的风险。

DSA 适用于心脏大血管的检查，对心内解剖结构异常、冠状动脉、主动脉夹层、主动脉瘤、主动脉缩窄、分支狭窄，以及主动脉发育异常等可显示清楚。DSA 可以清楚地显示颈段和颅内动脉的结构，对于诊断颈段动脉狭窄或闭塞、颅内动脉瘤、动脉闭塞和血管发育异常，以及颅内肿瘤供血动脉的观察等有极高的准确性；同时，对腹主动脉及其分支以及肢体大血管的检查，DSA 也同样有效。

DSA 设备与技术已相当成熟，其快速三维旋转实时成像和实时减影功能，使医生能够动态地从不同方位对血管及其病变进行形态和血流动力学的观察。对于介入技术，特别是血管内介入技术，DSA 更是不可或缺的辅助工具。

第四节　超声成像

超声波是超过正常人耳能听到的最高频的声波，超声波的频率在 20000 Hz 以上。超声检查是利用超声的物理特性和人体器官组织声学性质上的差异，以波形、曲线或图像的形式显示和记录，进行疾病诊断的检查方法。20 世纪 40 年代初，临床已探索利用超声检查人体的方法；50 年代已研究、应用超声，使器官构成超声层面图像；70 年代初又发展了实时超声技术，可观察心脏活动及胎儿活动。超声诊断设备不像 CT 和 MRI 设备那样昂贵，不仅可获得器官的任意断面图像，还可观察运动器官的活动情况，其成像快、诊断及时、无痛苦与危险，属于无损伤性检查。因此，超声诊断的临床应用已普及，超声诊断学是医学影像学中的重要组成部分。其不足之处在于图像的对比分辨力和空间分辨力不如 CT 和 MRI 高。

一、超声成像的基本原理与设备

（一）超声的物理特性

声波是机械振动波，由物体机械振动产生，具有波长、频率和传播速度等物理量。用于医学上的超声频率为 2.5 ～ 10.0 MHz，常用的是 2.5 ～ 5.0 MHz。超声波需在介质中传播，其速度因介质不同而异，在固体中最快，液体中次之，气体中最慢。介质有一定的声阻抗，声阻抗等于该介质密度与超声速度的乘积。

超声波在介质中以直线传播，有良好的指向性，这是超声检查对人体器官进行探测的基础。当超声波经过两种声阻抗不同的相邻介质界面时，若其声阻抗差大于 0.1%，且界面又明显大于波长（即大界面），则会发生反射现象；同时，一部分声能穿过界面与后方的相邻介质产生折射，超声波会继续传播。这一过程在遇到后续的界面再产生反射，直至声能耗竭。反射回来的超声波称为回声。声阻抗差越大，则反射越强。如果界面比波长小（即小界面），则发生散射。超声波在介质中传播还发生衰减，即振幅与强度减小。衰减与介质的衰减系数成正比，与距离平方成反比，还与介质的吸收及散射有关。超声波还存在多普勒效应（Doppler effect），即活动的界面对声源做相对运动可改变反射回声的频率。这种效应使超声波能探查心脏活动、胎儿活动及血流状态。

（二）超声成像的基本原理

人体结构对超声波而言是一个复杂的介质，里面包含各种器官与组织，还包括具有特定的声阻抗和衰减特性的病理组织。超声波射入体内，由表面到深部，经过不同声阻抗和不同衰减特性的器官与组织，产生不同的反射与衰减。这种不同的反射与衰减是构成超声图像的基础。根据回声强弱，将接收到的回声用明暗不同的光点依次显示在荧屏上，则可显示人体的断面超声图像，称为声像图。

人体器官表面有被膜包绕，被膜同其下方组织的声特性阻抗差大，形成良好的界面反射，声像图上出现完整而清晰的周边回声，从而显示器官的轮廓。根据周边回声能判断器官的形状与大小。超声波经过不同正常器官或病变的内部时，其内部回声可以是无回声、低回声或不同程度的强回声。

（1）无回声：是超声波经过的区域没有反射，成为无回声的暗区（黑影），可能是下述情况造成的。①液性暗区：均质的液体声阻抗无差别或相差很小，不构成反射界面，形成液性暗区，如血液、胆汁、尿和羊水等。血管、胆囊、膀胱和羊膜腔等即呈液性暗区。在病理情况下，胸腔积液、心包积液、腹水、脓液、肾盂积水和含液体的囊性肿物及包虫囊肿等也呈液性暗区，为良好的透声区。在暗区下方常见回声增强，出现明亮的光带（白影）。②衰减暗区：肿瘤，如巨块型肝癌。肿瘤对超声波的吸收造成明显衰减，而出现无回声（衰减）暗区。③实质暗区：均质的实质，声阻抗差别小，可出现无回声暗区。肾实质、脾等正常组织和肾癌及透明变性等病变组织可表现为实质暗区。

（2）低回声：实质器官（如肝），内部回声为分布均匀的点状回声，在发生急性炎症渗出时，因其声阻抗比正常组织小，透声增高而出现低回声区（灰影）。

（3）强回声：可分为较强回声、强回声和极强回声。①较强回声：实质器官内组织致密或血管增多的肿瘤。其声阻抗差别大，反射界面增多，使局部回声增强，呈密集的光点或光团（灰白影），如癌、肌瘤及血管瘤等。②强回声：介质内部结构致密，与邻近的软组织或液体有明显的声阻抗差，可引起强反射。例如骨质、结石、钙化，可出现带状或块状强回声区（白影）。由于透声差，下方声能衰减，而出现无回声暗区，即声影。③极强回声：含气器官如肺、充气的胃肠，因与邻近软组织之声阻抗差别极大，声能几乎全部被反射回来，不能透射，而出现极强的光带。

（三）超声设备

超声设备类型较多。早期应用幅度调制型，即 A 型超声，以波幅变化反映回波情况；灰度调制型，即 B 型超声，以明暗不同的光点反映回声变化，在荧屏上显示 9～64 个等级灰度的图像，强回声光点明亮，弱回声光点黑暗。

根据成像方法的不同，超声设备可分为静态成像和动态成像或实时成像两种。前者获得静态声像图，此类图像展示范围较广、影像较清晰，但检查时间长、应用少。后者可在短时间内获得多帧图像（20～40 f/s），故可观察器官的动态变化，但图像展示范围小、影像稍欠清晰。

超声设备主要由超声换能器（即探头）、主机（包括脉冲信号发射与接收系统、显示与记录系统）和电源等部分组成。

超声换能器是电声换能器，由压电晶体构成，可完成超声波的发生和回声的接收，其性能影响系统灵敏度、分辨率和伪影干扰能力等。B 型超声设备多用脉冲回声式。电子线阵式多探头行方形扫描，电子相控阵式探头行扇形扫描。为借助声像图指导穿刺，还有穿刺式探头。探头性能分为 3.0 MHz、3.5 MHz、5.8 MHz 等。频率越高，其通透性越小，故应根据检查部位选用合适的探头。例如，眼部扫描用 8.0 MHz 探头,盆腔扫描则选用 3.0 MHz 探头。一个超声设备可配备几个不同性能的探头。显示器用阴极射线管,记录可用多帧照相机和录像机等。

二、超声成像的图像特征

声像图是以明(白)暗(黑)之间不同的灰度来反映回声的有无和强弱,无回声则为暗区(黑影),强回声则为亮区(白影)。

声像图是层面图像,改变探头位置可得任意方位的声像图,可观察活动器官的运动情况。但图像展示的范围不像 X 线、CT 或 MRI 图像那样广泛和清晰。

三、超声成像的检查技术

超声探查多采取仰卧位,也可采取侧卧位等其他体位,探查过程中可变更体位。切面方位可用横切、纵切或斜切面。

患者采取适宜体位,露出皮肤,涂耦合剂,以排出探头与皮肤间的空气。探头紧贴皮肤扫描,扫描过程中观察图像,必要时冻结画面,即停帧,细致观察,做好记录,并摄片或录像。

应注意器官的大小、形状、周边回声,尤其是后壁回声、内部回声、活动状态、器官与邻近器官的关系及活动度等。

四、超声图像分析与诊断

观察声像图时,首先应了解切面方位,以便认清所包括的解剖结构。注意周边回声,包括器官或较大肿块的边缘回声,借此可观察其大小、形状、位置与活动情况。应用游标尺可测量器官或较大肿块的径线、面积或体积,判断是否增大或缩小,有无局部膨隆,有无移位,活动情况如何等。要观察器官与较大肿块的内部回声,包括回声的强弱、多少、分布和回声周围情况(如有无声影)等,因为声像图可反映组织结构的内部性质,还应注意邻近器官的改变,包括受压移位或浸润破坏等。器官弥漫性病变要依据器官大小、形状和内部回声的改变进行诊断,因此诊断过程较为困难。相比之下,器官内占位病变则依靠局限性内部回声异常做诊断,较易发现。

综合分析声像图改变,可确定病变的位置、大小、数量,确定其物理性质(液性、实质、含气或混合),并判断病理性质(炎性或肿瘤性,良性或恶性,原发或转移,癌或肉瘤)。

声像图对发现病变、确定病变的位置和大小较为容易,对确定病变物理性质也较为可靠。在鉴别病变的良性或恶性时，可依据以下特征进行判断：良性病变的周边回声清楚，边缘光滑，内部回声均匀，衰减不明显；而恶性病变则周边回声不清，边缘不光滑，轮廓不规则，内部回声不均匀，出血坏死区可无回声，且衰减也较为明显。

五、超声成像的临床应用

超声波在心脏、腹部和盆腔器官，以及妊娠的检查中应用较多。例如，对肝癌、肝血管瘤、肝脓肿、肝硬化、胆囊结石与肿瘤、胰腺及脾的检查、腹水的诊断，对肾、膀胱、前列腺、肾上腺、子宫、卵巢的检查，对眼、甲状腺及乳腺的检查，对妊娠的诊断，对胎位、胎盘的定位，对多胎、死胎、胎儿畸形及葡萄胎的判定等都有相当的价值。

第二章 超声诊断技术

第一节 实时二维超声成像

实时二维超声仪通称 B 型超声仪，是当前超声成像检查的主体部分，应用极为广泛。自 20 世纪 50 年代初，美国人豪雷等首次报道应用这一新的超声成像技术以来，随着科技的进步，该技术有过三次重大的突破。第一次为从 B 型超声双稳态显示到"灰阶"显示，图像具有更丰富的层次，提高了对病变的分辨率；第二次为"实时"技术的出现，图像由静态到动态，不仅能显示动态结构，而且成像检查更加方便和快捷，扩大了超声的应用范围；第三次为超声技术与微型电子计算机更广泛地结合，超声设备的全数字化和多功能超声仪的成功应用，促进了超声诊断技术向更高水平发展。

一、实时二维超声仪的工作原理

实时二维超声仪属于亮度调制型，将回声信号以光点亮度或辉度形式加以显示，故名 B 型超声仪。

（一）B 型超声仪的结构与工作原理

B 型超声仪主要由超声换能器（即探头）、主机（包括脉冲信号发射与接收系统、显示与记录系统）和电源等部分组成。仪器发射系统产生的短促高频电脉冲信号转化成高频机械振动，即由逆压电效应产生超声信号，并通过体表向人体组织器官内发射。探头随即接收体内多种不同界面反射回来的强弱不同的信号（机械振动），即由正压电效应转换为高频电信号。超声仪的接收系统将高频电信号加以接收和放大，通过对数放大器压缩动态范围，经过时间增益补偿、灰阶变换等前处理和后处理，并经过数字扫描转换器，将探头扫描获得的系列回声信号变成视频信号，同时在荧光屏上显示出来。这种人体内部组织器官系列回声通过超声扫描构成反映人体局部断面图，即声像图。

（1）主控电路：主控电路即同步触发信号发生器，由其周期性地产生同步触发脉冲信号，分别去触发发射电路与扫描发生器中的时基扫描电路。其触发脉冲的重复频率决定超声脉冲发射的重复频率。

（2）发射电路：受主控电路触发后，发射电路便产生高频电脉冲去激发换能器（探头），换能器受到激发后，即发射一定频率和宽度的脉冲超声波。发射频率通常由压电晶片的材料特性和厚度决定，而频宽则取决于探头的结构及发射电路的阻抗。

（3）高频信号放大电路：换能器向人体发射出脉冲超声波后，即接收来自人体内的超声回波并将其转换为高频电信号，继而通过高频信号放大电路放大。高频信号放大电路一般具有 120 dB 以上的增益和足够大的带宽，以确保信号处理的精确性。为进一步优化信号质量，在该电路中设有时间增益补偿电路等，以补偿信号在传输过程中可能由距离或衰减因素导致的增益损失。

（4）视频信号放大：B 型超声仪成像的主要原理是将单条声束传播途径中遇到各个界面所产生的一系列散射和反射信号，继而在示波屏时间轴上以光点辉度（灰度）表示。声束顺序扫切脏器时，每一单条声束线上的光点群按次分布连成一切面声像图。

B 型超声仪的工作过程：由探头内的压电晶体，回波电信号经高频信号放大器放大后，再由检波器进行检波。回波信号中含有返回目标的多种信息，包括幅度、频率、相位等。一般多采用幅度检波，但随着电子技术的发展，开始采用多声束形成技术，即利用接收声束间的相位信息等技术来提高成像质量。检波后的视频信号，频率较低，需要经过视频信号放大器作适当放大，然后加至显示器的阴极射线管上进行图像的亮度调制，即在其信号合成及 A/D 转换后，经视频放大调节显示器的亮度。

（5）扫描发生器：扫描发生器产生的扫描电压加至显示器的偏转系统上，使电子束按一定的规律扫描。

（6）显示器：通常采用阴极射线管或液晶显示器，将人体反射回来的超声信息转化为可视化图像，并最终展示在显示器屏幕上。为实现高分辨率的彩色显示，一般采用逐行扫描，这种技术无屏闪，还能确保图像的稳定性和清晰度。

根据成像和显示方式不同，分为静态成像、动态或实时成像、灰阶或双稳态显示。静态成像图像展示范围较广，图像较清晰，但成像速度慢，检查时间长，现已很少使用。目前，应用最为广泛的是实时成像（帧频大于 30 f/s）和灰阶（灰阶数大于 64 级）仪器。

（二）超声换能器

超声换能器根据晶片的个数，可分为单晶片和多晶片。前者用于 A 超、M 超及机械的扇扫 B 型超声仪中，但目前已很少应用；后者用于线阵、凸阵、相控阵和环阵等电子扫描换能器中。常用的换能器探头有以下三种。

（1）线阵探头：线阵探头的多个晶片组成若干个阵元沿一直线排列，并用电子开关按一定时序将激励电压加至某些阵元上，发射出一束超声，同时电子开关按一定时序接通某些阵元接收反射回的超声信息，由此形成声束扫描。高频的线阵探头主要适用于浅表小器官的检查。

（2）凸阵探头：凸阵探头的晶片沿圆弧排列并按一定组合和顺序工作，向外发射超声脉冲的换能器阵，其内部结构类似线阵，只是各窄条晶片均匀分布在凸形圆弧上，振动面的法线呈扇形辐射状，波束以扇面扫描，故呈扇面显示图像。凸阵扫描介于线阵扫描和相控阵扫描之间，故应用范围较广。

（3）相控阵探头（扇形探头）：相控阵探头是利用雷达天线的相控阵扫描原理，通过适当调整，控制各单元激励信号的时相，以实现声束偏转的换能器阵为主体的超声探头。其扫描声束呈扇面，接触面小，远区视野广阔，故适用于心脏的超声检查。

还有根据不同需要设计的其他专用探头，如经食管、经直肠、经阴道等特殊的腔内探头，以及为借助声像图指导穿刺用的穿刺和术中探头等。尤其是超高频探头的应用（20～40 MHz），如采用 20 MHz 频率的体表探头，可以进行皮肤的厚度、层次及弹性的测定；导管式的腔内微型探头，外径仅 2 mm 可对心脏冠状动脉、胆管和胰管内成像。有的探头甚至不用机械传动方式，而在人体外用磁场控制其旋转，从而进行管腔内无线超声成像。

（三）二维图像的分辨力与二次谐波成像

近年来，随着高新技术超声工程技术的发展，诸如全数字化声束形成技术、信息处理技术及二次谐波成像等新技术的应用，大大提高了图像的分辨力与清晰度。二维图像的分辨力包括以下三种。

（1）空间分辨力：空间分辨力即细微分辨力，与声束特性和像素的数量有关。纵向半波长愈短，发射频率愈高，其轴向分辨力愈好；侧向声束（长轴，短轴）愈窄或愈细，其侧向分辨力愈好。

（2）对比分辨力：对比分辨力指能显示器官组织回声信号间微小差别的能力，其与灰阶级数有关，灰阶级数愈多，对比分辨力愈好。常用的有 64 级、128 级和256 级灰阶等。

（3）时间分辨力：时间分辨率即单位时间成像的帧速率，帧速率愈高（一般为 30 f/s），时间分辨率愈好，愈能真实地反映活动脏器的瞬间变化情况。

二次谐波成像技术，即利用超声波在人体组织中传播、反射（或散射）均具有非线性效应的原理，使发射的基波 f_0 产生谐波频率。当接收时提取 $2f_0$ 的谐波回声信号，包括自然组织谐波与造影剂的谐波信号。在实际的谐波接收过程中，采取多种技术措施使二次谐波与基波相分离，从而提取纯净的谐波成分。

在成像困难的患者中，谐波成像可提高信噪比，改善组织的对比分辨力、空间分辨力，消除近场伪像，提高图像的清晰度。

二、检查方法

（一）检查前的准备

一般的超声检查不需特殊准备，但在腹部检查时，为了避免胃肠内容物或气体的干扰，一般应空腹进行。必要时，患者需饮用温开水充盈胃腔，以此为"透声窗"做好检查准备。在经腹或盆腔部位检查时亦同样适度充盈膀胱，以避免气体干扰。

（二）检查时的体位和常用的扫查切面

超声探测时常规采取仰卧位，也可根据需要取侧卧位或俯卧位、半卧位或站立位。露出皮肤，涂布耦合剂，探头紧贴皮肤进行扫查，常用的扫查切面如下。

（1）矢状面扫查（纵切面的一种）：扫查面由前向后，与人体的长轴平行。

（2）横向扫查（横切面，水平切面）：扫查面与人体的长轴垂直。

（3）斜向扫查：扫查面与人体的长轴呈一定角度。

（4）冠状扫查（冠状切面或额状切面，属纵切面的一种）：扫查面与腹壁和背部平行，或与人体额状面平行。

（三）扫查手法

在操作过程中，使用探头通常采用以下四种手法。

（1）顺序连续平行断面法：顺序连续平行断面法即"编织"式扫查法。在选定某一成像平面后，依次将探头沿该平面平行移动，以获取多个平行的断面图像，从各个连续的图像中，观察分析脏器轮廓、内部结构及病灶的整体情况。

（2）立体扇形断面法：立体扇形断面法即定点摆动扫查法。在选定某一成像平面后，不移动探头在体表的位置，而是按顺序改变探头与体表之间的角度，在一个立体的扇形范围内，观察分析脏器及病灶的整体情况。

（3）十字交叉法：十字交叉法即纵横平面相交扫查法。对某一切面为圆形的图像，为鉴别是圆球形还是管状，可采用纵横切面相交的十字交叉法予以鉴别。此外，在对病灶中心定位穿刺引导时，亦可采用此法。

（4）对比加压扫查法：对比加压扫查法即利用探头加压腹部观察回声有无变化，并对两侧腹部对应部位进行对比，以鉴别真假肿块。使用各种特制的腔内探头时，除了应严格选择适应证，还须按一定的操作规程进行。

（四）回声的描述与命名

超声图像是由许多像素构成的，像素的明暗反映了回声的强弱。反映在荧屏上从最亮到最暗的像素变化过程即从白到灰再到黑的过程，称为灰度。将灰度分为若干等级，即为灰阶。在荧屏上一侧用格数表示灰阶的标志称为灰标。人体被测脏器与病灶的断面图像即根据各种不同界面的灰阶强度、回声的空间范围和几何形状来加以描述。

1. 回声强弱的命名

根据图像中不同的灰阶强度，将回声信号强度分类如下。

（1）强回声：强回声反射系数大于50%，灰度明亮，后方常伴声影，如结石和各种钙化灶等回声。

（2）高回声：高回声反射系数大于20%，灰度较明亮，后方不伴声影，如肾窦和纤维组织等回声。

（3）等回声：等回声灰阶强度呈中等水平，如正常肝、脾等实质脏器的回声。

（4）低回声：低回声呈灰暗水平，如肾皮质等均质结构的回声。

（5）弱回声：弱回声表现为透声性较好的暗区，如肾锥体和正常淋巴结的回声。

（6）无回声：均匀的液体内无声阻差异的界面，呈无回声暗区，正常充盈的胆囊、膀胱和肝肾囊肿等，均呈典型的无回声区。

2. 回声形态的命名

（1）点状回声：回声呈细小亮点状。

（2）斑片状回声：回声聚集成明亮的小片状，其大小在0.5 cm以下，有清晰的边界。

（3）团状回声：回声光点聚集成明亮的光团，有一定的边界。

（4）环状回声：回声光点排列成圆环状。

（5）带状或线状回声：回声光点排列成明亮的带状或线状。

3. 回声分布的描述

按图像中光点的分布情况，分为均匀或不均匀分布。不均匀分布者：①随机性不均，包括点状、线状和小区域分布不均。②规律性的深度递减。此外，病灶内部的回声分布可用均质或非均质表述。

4. 某些特殊征象的描述

某些病变呈现某种特殊征象（形象化地命名为某征），用以突出或强调这些征象的特点，如靶环征，即在某些病灶中心呈强回声区而其周围形成圆环状低回声，称晕圈或声晕。在结节外周呈 1～2 mm 无回声环形围绕者，称暗环征。肝脏肿瘤自肝表面隆起者，称驼峰征。肝门部肝外胆管因阻塞扩张后，在声像图上形成与肝门部门静脉平行，且管径相近或略宽，即所谓双筒枪征的影像。肝内胆管扩张与相应的门静脉构成平行的管道征，又如，胃肠肿瘤时其壁增厚与残腔形成假肾征，宫内避孕环强回声后方出现狭长带状强回声，即彗星尾征，乳房内或肝内小囊肿无回声区后方回声增强所出现的蝌蚪尾征等。

5. 病灶后方回声的描述

在某些圆球形病灶声像图后方出现的回声，即回声增强效应和侧后声影、中心声影等。

在超声图像命名时，既要反映回声的差异，又要与形态学特点和大体病理改变相关联。

（五）超声图像分析的内容

观察分析声像图时，首先应了解切面的方位，以便认清所包括的解剖结构，并注意分析以下内容。

（1）外形：脏器的形态轮廓是否正常，是否肿大或缩小。如果是肿块，则其外形是否为圆形、椭圆形或不规则形，是否呈分叶状或条索状等。

（2）边界和边缘回声：肿块有边界回声且显示光滑完整者为有包膜的证据，肿块无边界回声，表现为模糊粗糙且形态不规则者多为无包膜的浸润性病变。除了观察边缘回声是否光滑或粗糙、完整或有中断等征象，边缘回声强度也有重要区别，某些结节状或团块状肿块周边环绕一圈低回声暗圈，即暗环征，或周边为高回声的边缘，即光晕征等。仔细观察病变的形态和边缘，在病变性质的鉴别及了解肿瘤的生物学活性等方面均有一定意义。

（3）内部结构特征：内部结构特征可分为结构正常、正常结构消失、界面增多或减少、界面散射点的大小与均匀度，以及其他各种不同类型的异常回声等。

（4）后壁及后方回声：由于人体各种正常组织和病变组织对声能吸收衰减不同，这种差异会在超声图像上表现出不同的后壁与后方回声特性。如衰减系数低的含液性的囊肿或脓肿，则出现后方回声增强的效应；而衰减系数高的纤维组织、钙化、结石、气体等则在其后方形成"声影"。另外，某些质地均匀、衰减较大的实质性病灶，内部可完全表现为低回声区域，在声像图上与液性病灶相似，但无后壁及后方回声增强效应，可有效区别开来。

（5）周围回声强度：当实质性脏器内有占位性病变时，可导致病灶周围回声的改变。如膨胀性生长的病变，其周围回声呈现较均匀地增强或有血管挤压移位；浸润性生长病变，其周围回声强弱不均或血管走行中断。肝脓肿则在其边缘与正常组织之间出现从高回声向正常回声过渡的"灰阶梯度递减区"。

（6）邻近关系：根据局部解剖关系判断病变与邻近脏器的连续性，有无压迫、粘连或浸润。如胰头癌可压迫胆总管，导致肝内外胆管扩张、胆囊肿大、周围血管的挤压移位，以及淋巴结或远隔脏器转移灶等。

（7）量化分析：量化分析包括测量病变所在位置、数目、范围、大小等，即应用电子游标尺测量其径线、面积、体积（或容量）和时距四种基本时空度量。此外，还有谱分析，包括灰阶直方图、视频密度分析及多普勒超声频差分析，对有关血流动力学参数的定量检测等。

（8）功能性检测：根据声像图上的形态改变、活动、搏动等进行生理学上的功能检测分析。如应用脂肪餐试验观察胆囊的收缩功能，空腹饮水后测定胃的排空功能、收缩和蠕动状态，以及观察心脏的各种复杂功能等。

三、应用范围与局限性

实时二维超声是超声成像检查的主体和基础。它可提供人体各部位软组织器官、病变部位及管腔结构的高清晰度断层图像，准确地反映解剖结构和病变的形态学变化。其不仅成像速度快，还能实时地、动态地观察心血管等活动器官的活动状态，反映其生理功能。通过在高清晰度断层图像上叠加显示彩色血流信息，该技术可无创地检测有关血流动力学参数，以及观察组织器官的血流灌注状态。因此，实时二维超声已广泛应用于内科、外科、妇产科、儿科和眼科等领域，已成为许多内脏、软组织器官首选的影像学检查手段。尤其在对肝、肾等实质性脏器内局限性病变的诊断中，实时二维超声展现了极高的敏感性。同时，实时二维超声还能精确识别胆囊内微小的隆起性病变和结石，为临床诊疗提供了重要依据。在妇产科领域，实时二维超声对早期妊娠的诊断和围产医学的应用均有一定价值。此外，在计划生育、健康体检和防癌普查工作中，超声亦已成为重要的检查方法。

借助于多种腔内探头、术中探头，医生能够实现对某些微小病变的早期发现，对肿瘤侵犯范围的精确定位，观察有无周围淋巴结的转移等。这些能力对于肿瘤的精确分期至关重要，可帮助医生制订合理的治疗方案。超声引导定位穿刺技术即介入性超声诊断与治疗，可进一步提高临床诊断与治疗水平。

应当指出，超声诊断也有局限性。由于超声的物理性质，超声对骨骼、肺和肠道的检查易受到气体的干扰，使图像显示不清楚，在应用上受到一定限制。另外，声像图所反映的器官和组织声阻抗差的改变具有一定的规律性，但在病因学诊断上却缺乏特异性，需注意结合其他资料综合分析。此外，超声成像中的伪像较多，超声每一切面所显示范围较小，图像的整体性不如 CT 和 MRI。因此，有选择地联合应用或有针对性地选择 CT、MRI 等其他影像技术相互补充，也是十分必要的。

第二节　频谱多普勒

1842 年，奥地利数学家和物理学家克里斯琴·多普勒在观察星球光色的变化时发现，当星球迎向地球运动时，光波频率升高，并向光谱的紫色端移动；当星球背离地球运动时，光波频率降低，并向光谱的红色端移动。这种光波和接收器之间的相对运动引起的接收频率与发射频率之间的差别称为多普勒频移，这种光波频率变化的物理学效应称为多普勒效应。

日常生活中经常可以观察到波源和接收器之间产生的多普勒效应。例如，当火车鸣笛（波源）由远而近驶来时，笛声本身的频率并未变化，人耳（接收器）却听到笛声变尖，即声波频率升高；反之，当火车鸣笛由近而远驶去时，人耳可听到频率固定的笛声变低，即声波频率降低。这种效应同样见于临床多普勒超声心动图的检查中。

频谱多普勒是利用超声波的多普勒效应来研究心脏和大血管中血流动力学变化的一种技术，主要包括频谱型脉冲多普勒和连续多普勒。频谱多普勒是血流动力学定量分析中的首选手段。因此，本节将就常用的频谱型脉冲多普勒和连续多普勒测量血流速度的基本原理和分析方法做介绍。

一、频谱多普勒的工作原理

（一）脉冲型频谱多普勒

1. 探头与声靶之间的距离

脉冲波从探头发射并到达声靶（如血流中的红细胞）后，再从声靶返回探头，其总距离可以通过以下公式计算：

$$R = C \times T_d / 2$$

其中：

R 是探头与声靶之间的距离（深度）；

C 是组织中的声速，通常取 1540 m/s（人体软组织中）；

T_d 是时间延迟，即从脉冲波发射到接收到回声信号的时间。

2. 多普勒频移与血流速度的关系

多普勒频移（f_d）是由于声源（探头）与反射体（如血流中的红细胞）之间的相对运动而产生的频率变化。多普勒频移与血流速度（V）成正比，具体关系可以表示为以下公式：

$$f_d = 2 f_0 \left(V \cos \theta \right) / C$$

其中：

f_d 是多普勒频移；

V 是血流速度；

f_0 是探头发射的超声波频率；

θ 是声束与血流方向的夹角；

C 是组织中的声速。

3. 脉冲重复频率与奈奎斯特频率极限

脉冲重复频率（pulse repetition frequency，PRF）是每秒钟发射的脉冲群次数，也称为取样频率。脉冲重复频率与多普勒频移之间存在一个重要的关系，即奈奎斯特频率极限。为准确显示频移的方向和大小，脉冲重复频率必须大于多普勒频移的 2 倍，即：

$$PRF = 1 / T_d$$

$$f_d < PRF / 2$$

如果多普勒频移值超过奈奎斯特频率极限，就会出现频率失真，即检出的频率改变会出现大小和方向的伪差。

4.血流参数的测量

脉冲型频谱多普勒还可以用于测量多种血流参数,如收缩期速度(v_s)、平均速度(v_m)、舒张期速度(v_d)等。这些参数的测量通常依赖于对多普勒频移信号的分析和处理,而不是直接通过简单的计算公式得出。

(二)连续型频谱多普勒

与脉冲式多普勒的单晶片探头不同,连续式多普勒技术使用的是双晶片探头。一个晶片连续地发射高频脉冲波,另一个晶片则连续地接收反射的回声。由于脉冲波的发射无时间延迟,因而理论上连续式多普勒的脉冲重复频率为无穷大,接收频率与发射频率之差即为多普勒频移,流速测值只取决于多普勒频移值,而不受脉冲重复频率的限制。实际上,连续式多普勒所测流速值要受到仪器中模数转换器工作速度的限制。尽管如此,在大多数仪器中连续式多普勒可测量大于 7 m/s 的流速,这一测值已可满足临床的需要。连续式多普勒具有测量高速血流的能力,对于心血管疾病的定量诊断,是一个非常突出的优点。

连续多普勒的主要缺点是无距离连通的能力。由于这一技术无法确定声束内回声信号的深度,因而不能用于定位诊断,连续多普勒的这一缺点称为"距离不定"。例如,对主动脉缩窄的患者,应用连续多普勒探测降主动脉血流时,可同时测得声束中混合的三种收缩期血流成分:左锁骨下动脉的血流、降主动脉缩窄段上游的血流及缩窄段下游的血流。但如果所要了解的是声束内的最大血流速度,如上例中的主动脉缩窄段的最大射流速度,则必须应用连续式多普勒技术。而异常血流的定位诊断需借助于脉冲多普勒或二维超声。因此,将脉冲与连续式多普勒技术相互结合,不仅可以测量高速血流,而且可以确定异常血流的来源,从而达到定位和定量诊断的目的。

连续式多普勒的另一个缺点是探头的敏感性较低,原因是双晶片探头的直径较小,导致超声束在体内发生较多的衍射。

二、频谱多普勒的频率分析和显示

超声脉冲波进入人体后,将产生一系列复杂的频移信号,这些信号被接收器接收和处理后,还必须经过适当的频率分析和显示,才能转变为有用的血流信息。因此,频率的分析和显示技术是频谱多普勒超声技术的重要组成部分。

（一）频率分析技术

脉冲波多普勒的取样容积和连续波多普勒的声束均是具有一定几何大小的立方体，该空间内包含众多的血细胞，由于流动速度的不同，会产生不同频率的多普勒频移信号；连续波多普勒声束内也会产生类似的多频率回声信号。同时，具有相同流速的血细胞的数量和由此产生的振幅信号也不尽一致，多普勒声束内的回声信号在每一时刻将具有多个振幅。此外，血流的脉动特性导致多普勒信号频率和振幅随时间而变化，多普勒接收器所接收的是这些动态变化的复杂信号。显然，为获得多普勒信号的全部信息，必须实时地分析每一信号的频率、振幅及其随时间而变化的过程。频谱多普勒主要采用两种频率分析技术来实现这一目标。

1.实时频谱分析

实时频谱分析是应用数学的方法对多普勒信号的频率、振幅及其随时间变化的过程进行实时分析的一种技术。将组成复杂振动的各个简谐振动的频率和振幅分析出来并列出频谱，称为频谱分析。在频谱中，横坐标代表频率，纵坐标代表振幅。由于频率与振幅的乘积即频谱曲线下的面积等于信号的功率，因此这种频谱又称为功率谱。在频谱多普勒超声心动图中，频率代表的是血细胞的流速，振幅代表的是该流速血细胞的数量。因此，功率谱可看作是取样容积或扫查声束内血细胞流速与血细胞数量之间的关系曲线。实时频谱分析技术包括以下三种。

（1）带通滤波（band-pass filtering）：带通滤波是利用一组带通滤波器进行频谱分析的方法。带通滤波器的作用相当于立体声放大器中的低音和高音控制钮，通过选择性增加低频成分，人耳可听到低分贝的音乐；若选择性增加高频成分，人耳可感受到高分贝的音乐。带通滤波器的输出信号转变为电压，电压的高低取决于每一时刻频带中通过信号的振幅的高低，振幅越高，电压就越高，这些电压通过调幅记录器记录为频谱。带通滤波技术可以同时分析和显示某一时刻的多种频率。该技术的主要缺点是频率分辨力较低，不能显示所有的频率成分。随着电子计算机技术的应用，该技术已被快速傅里叶转换技术所取代。

（2）快速傅里叶转换（fast Fourier transformation，FFT）：任何一个复杂的振动过程均可分解为若干简单的连续性简谐振动，这种复杂的振动过程可以用若干个正弦函数和余弦函数之和来表示。同理，任何一个复杂波形均可分解为一系列简单的基本正弦曲线。这种利用电子计算机技术将复杂信号分解为多个基本信号之和，并加以快速处理的数学方法称为快速傅里叶转换。随着电子计算机技术的进步，现代多普勒超声仪器中的模数转换器的二进位制数字形式输入到快速傅里叶转换中，分解为频率和振幅两个分量，最后组成实时显示的血流频谱。

（3）射频Z转换（Chirp-Z transform）：射频Z转换是采用模拟计算机方法进行频谱分析的一种技术。与数字化处理的快速傅里叶转换不同，射频Z转换应用模拟斗链式器件进行分析计算，计算精度与快速傅里叶转换相似，但计算时间更短，可短至1 ms。这种快速的计算对于高速射流的频谱分析是十分必要的。由于射频Z转换采用模拟计算法，信号处理的动态范围大于快速傅里叶转换，可降低仪器损耗和造价、减小体积，现已应用于某些现代超声仪中。

2. 过零检测技术

过零检测技术是一种较为简单的频率分析方法，具体是测量频谱多普勒频移信号与零线交叉的时间间隔。该技术的输出方式是时间间隔直方图，其中横坐标表示时间，纵坐标表示频率，每产生一个过零脉冲，直方图中就出现一个数值点，数值点与零线的距离反映信号频率的大小。过零脉冲时间间隔越长，直方图中的数值点距离零线就越远，表明频率降低；反之，过零脉冲时间间隔越短，直方图中的数值点距离零线就越近，表明频率升高。因此，利用这种方法可估测出每一时刻多普勒信号的频移大小及其随时间的变化。

过零检测技术的限制性：①不能给出每一时刻频率的确切分布范围，因而不能显示取样容积内瞬时流速的分布。②不能给出每一时刻的最大频率，所显示的平均频率明显小于最大频率，因此在利用最大流速计算压力阶差时可导致后者被严重低估。③不能显示频移信号的振幅，无法了解具有相同流速的血细胞数量的多少。

由于这些限制，过零检测技术只能用于血流的定性判断，而不能用于血流动力学的定量分析，因此该技术已被实时频谱分析所取代。

（二）频谱多普勒的显示

超声脉冲波进入人体后，将产生复杂的多普勒频移信号。因此，多普勒接收器所接收到的必然是具有多种频率和振幅的复杂信号。为正确显示这种复杂的频率变化，必须进行适当的频率分析和显示，才能转变为有用的血流信息。在现代的多普勒超声仪中，频谱分析一般采用快速傅里叶变换的数学方法，最后形成实时显示的血流频谱。多普勒频移信号经过频谱分析后，通过音频和图像两种方式输出。

1. 音频显示

多普勒超声探头的发射频率和接收频率均在百万赫兹以上，因而超出了人

耳可感知的范围，但接收频率与发射频率之差（即多普勒频移的范围）一般为
1000 ～ 20000 Hz，恰好在人耳可感知的范围之内。在多普勒超声仪中，这些信
号被放大后输入扬声器，变为音频信号。音频信号在多普勒超声检查中具有十分
重要的作用，因为音频信号的变化可以反映血流的性质。音调的高低反映频率的
高低，而声音响度反映频移振幅的大小。高速血流产生高调尖锐的声音，而低速
血流产生低调沉闷的声音。瓣膜、管壁和室壁运动产生的频移信号振幅高但频率
低，因而音频信号的响度大但音调低，与血流的音频信号截然不同。管腔中不同
的流速分布亦产生不同的声音特征。取样容积或扫查声束内的流速分布较均匀
时，频率分布窄，产生单调的乐音。血流在流经心脏和大血管的不同部位时，由
于血流动力学状态的不同，亦会产生不同的音频信号。对音频信号的正确识别有
助于判断血流的性质和声束的方向，因此听取音频信号是多普勒超声检查的一个
重要组成部分。如同心脏听诊一样，一个有经验的多普勒超声心动图工作者应该
能够通过音频信号判断出血流的性质和频谱的形态，也应该能够从血流的性质和
频谱形态推测出音频信号的类型。

2. 频谱显示

频谱显示是脉冲式和连续式多普勒图像输出的主要形式。通过这种显示可以
得到以下五种信息。

（1）频移时间：以横坐标的数值表示，代表血流的持续时间，单位为秒。在不
同的仪器中，横坐标相邻两个光点或两条竖线之间的距离分别代表 0.5 s 或 1.0 s。

（2）频移大小：以纵坐标的数值表示，代表血流速度的大小。单位有两种，一
种是以频移的单位——千赫兹（kHz）表示，另一种是以速度的单位——米 / 秒（m/s）
表示。

（3）频移方向：以频谱图中央的零位基线加以区分，基线以上的频移信号为
正值，表示血流方向朝向探头；基线以下的频移信号为负值，表示血流方向背离
探头。当基线位置调至图像的上限或下限时，流速的测值范围可增大。

（4）频谱辉度：以频谱的亮度表示，反映取样容积或扫查声束内具有速度相
同的红细胞的相对数量。速度相同的红细胞数量越多，后散射的信号强度越大，
频谱的灰阶也就越深；反之，速度相同的红细胞数量越少，后散射的信号强度就
越低，频谱的灰阶就越浅。

（5）频率离散度：以频谱在垂直距离上的宽度加以表示，代表某一瞬间取
样容积或扫查声束内红细胞速度分布范围的大小。如速度分布范围大，则频谱增
宽；反之，如速度分布范围小，则频谱变窄。在层流状态时，平坦形速度分布的

速度梯度小，频谱较窄；抛物线形速度分布的速度梯度大，频谱较宽。在湍流状态时，速度梯度更大，频谱进一步增宽。当频谱增宽至整个频谱高度时，称为频谱填充。

由以上信息可以看出，频谱显示实际上是多普勒信号的三维显示，频谱的 X 轴（横坐标）代表时间，Y 轴（纵坐标）代表频率，Z 轴（灰阶）代表振幅，因此表达了多普勒信号的时间、频率和振幅三者之间的相互关系，准确明了地显示了多普勒信号的全部信息。这种显示方法对于反映取样部位的血流动力学变化，是一种较为理想的方法。

（三）频谱分析和显示的局限性

1.通过时间效应引起的频谱增宽和振幅失真

虽然利用快速傅里叶转换的数学方法可实时地分析取样部位或扫查声束内的速度分布，但是这一方法也有误差。

Tt 为散射体（即红细胞）通过多普勒取样部位的时间，称为通过时间。显然，通过时间越长，主波宽度越窄；当 Tt 为无穷大时，主波宽度等于 0，此时主波频率即等于多普勒频移值 f_d；反之，Tt 越小，主波宽度越宽，主波频率就越不确定。在实际情况下，红细胞通过多普勒取样部位的时间不可能无限长，因此 Tt 不可能为无穷大，主波必然保持一定的宽度。这意味着，实际多普勒频移值和多普勒频谱显示的频移值之间并无严格的对应关系，一个频移值在频谱中将显示为一组多普勒频移值。这种由于散射体通过多普勒取样部位的时间短暂所引起的频谱增宽，称为时间效应，有时也称为通过时间增宽或通过时间误差。通过时间效应，除了会引起频谱增宽，还会引起振幅失真。在频谱中，每一频率都有其相应的振幅。通过时间效应引起频谱增宽，使频率的分布发生变化，从而间接地引起振幅信号的失真，表现为频谱增宽部分的多余灰阶。通过时间的长短主要受两个因素影响：多普勒取样区域的长度和散射体的流动速度。假设取样区域的长度不变，当散射体的流动速度增加时，通过时间 Tt 将缩短，快速傅里叶转换后的主波宽度增加；反之，当散射体的流动速度降低时，通过时间 Tt 将延长，快速傅里叶转换后的主波宽度减少。这说明，在频谱显示中，当流速从 0 逐渐增加时，频谱的宽度也逐渐增加；在流速的峰值，频谱宽度达到最大；当流速从峰值逐渐降低时，频谱的宽度也逐渐减少。脉冲式多普勒技术具有距离分辨力，如果使声束平行于血流方向，散射体的通过长度主要由取样容积的长度所决定，如果取样容积短，则通过时间 Tt 亦短，主波宽度和相对增宽率都将增加。脉冲式多普勒的频谱增宽，以至于将层流误认为湍流。因此，在进行脉冲式多普勒检查时，必须注意取样容积过小所导致的频谱增宽现象。连续式多普勒技术无距离分辨力，散射体的通过长度主要由散射体通过连续式多普勒声束的距离所决定。如果声束 – 血流方向的夹角很小，则通过长度内可包括 20 个以上的振动波，此时，通过时间效应所引起的频谱相对增宽率应小于 5%。

2. 取样时间短暂引起的频率误差和振幅失真

在进行频谱分析时，取样区域内不同的流速分布产生不同的功率谱。为确定取样区域内的频率分布和功率谱，必须假定在信号取样时间内流速不变。但是，由于心脏的搏动，血流速度每时每刻都在发生变化。因此，为确保频谱分析不受血流速度波动的影响，信号取样的时间必须足够短暂，一般不超过 10 ms。这一短暂的取样时间将造成频率分析误差，表现为类似于通过时间效应导致的频谱增宽现象。取样时间越短，频率分析误差越大；取样时间过长，血流速度的变化又将影响频谱分析的准确性。

3. 通过时间效应和取样时间短暂，造成频率分辨率降低

如前所述，由于通过时间效应的存在，对于实际的单一频率，频谱分析将给出一组频率，这一现象将降低多普勒超声的频率分辨率。取样时间短暂同样会引起频率分辨率的降低。对于具有临床意义的大多数多普勒频移信号，通过时间效应所限制的频率分辨率大于取样时间短暂所限制的频率分辨率。由于通过时间效应是不可避免的，在实际操作中常通过调整取样策略，使取样时间所限的频率分辨率与前者相匹配。具体做法为在 10 ms 的取样时间里，多次进行频谱分析，然后将其振幅信号加以平均，以减少取样时间短暂所引起的振幅信号的随机波动。

三、频谱多普勒的检查方法

频谱多普勒超声心动图的正确诊断依赖对多普勒频谱和图像的正确识别，而高质量的频谱和图像的获得取决于正确的操作方法。本节主要介绍脉冲波和连续波多普勒的检查方法。

（一）检查的指征

（1）心脏和大血管疾病的定性诊断：频谱多普勒超声在许多心血管疾病中具有重要的定性诊断价值。这些疾病主要包括瓣膜性心脏病、先天性心脏病、心肌疾病、冠心病、主动脉疾病等。

（2）心血管血流动力学的定量诊断：频谱多普勒超声已广泛用于多种心血管

疾病的血流动力学定量分析。例如，狭窄性病变压力阶差的测量、狭窄口面积的测量、反流程度的测量、分流量的测量、心脏和大血管内压力的测量、心室收缩和舒张功能的测量以及心脏负荷试验等。

上述方面的应用构成了频谱多普勒检查的主要指征。但是，心脏疾病的正确诊断还需要有心脏解剖结构和血流动力学的综合资料。频谱多普勒超声不应成为一项孤立的检查方法，而应与影像超声和彩色多普勒血流成像结合起来，成为临床超声心动图检查的一个组成部分。

（二）仪器的使用

（1）频率选择：频率选择用于选择发射脉冲的频率。二维超声和频谱多普勒超声所要求的最佳发射频率之间存在着差别。为获得满意的二维超声图像，应尽可能选择高频率探头。

（2）多普勒增益：多普勒增益用于调整频谱分析电路中输入信号的强弱。若增益太低，输入信号的振幅变小，部分血流信号消失，频谱图上仅出现高幅低频的频率成分，不能显示频谱的完整轮廓；若增益太高，输入信号振幅过大，频谱分析电路饱和，在频谱图上出现同一信号的正负双相的镜像显示以及斑点状噪声信号。增益调整的原则是在频谱图像显示清楚的前提下，尽可能地减少噪声信号。

（3）范围压缩：范围压缩用于压缩脉冲波多普勒和连续波多普勒的信号振幅范围，使多普勒最强和最弱信号之间的频谱灰阶差距变小。多用于高速射流下最大血流的清楚显示。

（4）壁滤波器：壁滤波器用于调整低频信号滤过频率的阈值。壁滤波器阈值的选择取决于检查的目的，若扫查低速血流，应在足以抑制壁运动信号的前提下尽可能保持低阈值；在扫查高速血流时，滤过频率可适当提高，以便清楚显示最大射流速度。

（5）信号抑制：信号抑制用于消除脉冲波和连续波多普勒频谱显示中的低振幅噪声。在正常情况下应尽可能增大信号抑制程度以获得清晰的频谱；在高速射流存在时，抑制功能应尽可能调低，以使频谱上仅出现少许斑点状噪声但又不至于干扰图形的分析。

（6）取样大小：取样大小用于调整脉冲波多普勒取样容积的长度。增大取样容积的长度有利于增加信噪比值，减小通过时间效应所致的频谱增宽。调整取样容积大小的原则是在不影响流速定位的前提下，尽可能增大取样容积的长度。

（7）零线位移：零线位移用于增大脉冲波多普勒流速的测量范围。当正向频移信号超过奈奎斯特频率极限时，可将零线向下移位以扩大正向流速测量范围；反之，当负向频移信号超过奈奎斯特频率极限时，可将零线向上移位以扩大负向流速测量范围。

（8）脉冲重复频率：脉冲重复频率用于调整脉冲波多普勒的探测深度与最大可测流速之间的关系。PRF 增加使最大可测流速值增加，扫查深度减小；反之，PRF 减小使扫查深度增加，所测最大流速值降低。其调整的原则是在考虑检查深度的同时，应尽可能地选择较高的脉冲重复频率。

（9）角度矫正：角度矫正用于测量声束方向与血流方向之间的角度，并将此角度代入多普勒方程中求出血流速度。尽管目前大多数仪器仍保留角度矫正功能，但一般情况下不宜进行角度矫正。

（三）检查的步骤

1. 影像超声心动图检查

无论使用何种多普勒超声仪，在进行频谱多普勒检查前均应首先进行 M 型和二维超声心动图检查。其目的如下。

（1）明确心血管的解剖结构和功能状态：当二维超声心动图检查已做出疾病的主要诊断时，频谱多普勒超声检查的目的在于对疾病的血流动力学进行定量分析及检出可能存在的并发疾病。在二维超声心动图的诊断并不确定时，频谱多普勒检查的目的在于进一步确认或排除这种诊断。

（2）确定最佳透声窗的位置：在心脏畸形、扩大或肺部疾病的患者中，心脏的透声窗口位置可发生明显改变。利用 M 型和二维超声心动图检查确定最佳透声窗口，可使频谱多普勒超声检查时迅速获得血流信号。

（3）初步判断血流方向：根据二维超声心动图显示的解剖结构，可大致判断血流方向，便于频谱多普勒检查时较快地实现声束与血流方向的平行。

2. 扫查步骤

（1）显示二维切面：利用二维超声心动图顺序显示各个标准切面，并在二维图像的引导下将脉冲波多普勒取样容积置于心腔和大血管中的各个解剖结构进行多点扫查。

（2）扫查湍流信号：利用脉冲波多普勒进行多点扫查时，若发现湍流存在，应移动取样容积在湍流区域进行更细微的血流标测，以明确湍流的来源、途径和分布。

（3）扫查高速射流：脉冲波多普勒检查时，若在局限性部位记录到双向充填的血流频谱，应改用连续波多普勒明确是否存在高速血流，并测量最大射流速度。

（4）测量体积血流：利用二维超声和脉冲波多普勒测量经心腔和大血管的血流速度和血流量，以进行血流动力学的定量分析。

3. 各标准切面内扫查的主要血流

为获得血流速度的准确测量，应正确选择扫查切面、取样部位和声束方向。目前，多普勒超声仪将二维超声与脉冲多普勒技术相结合，使操作者能在二维图像所显示的解剖结构内确定取样容积的位置。然而，对于同一血流，在不同的二维切面内所测得的流速可能并不一致，因此应从多个位置扫查并选择流速测值最高的扫查切面。由于心腔或管腔横截面积的变化以及流速分布的差异，在不同的取样部位所测得的流速亦可不同。为保证测量的重复性，应使取样部位标准化。一方面，二维图像中所显示的解剖结构的走向与声束之间的平面角并不能代替血流方向与声束之间的空间角。因此，在测量流速时，以二维超声所显示的解剖结构的走向指引声束的方向也可导致测量误差。另一方面，当声束与血流方向达到平行时，音频信号出现尖锐单纯的哨音，频谱中的高频成分增多，流速测值较夹角大者为高。经验表明，上述音频信号和频谱形态的变化，目前仍是判断声束－血流夹角和指引声束方向的最佳依据。

（四）检查的内容

1. 异常血流的定性分析

利用多普勒超声技术诊断心血管疾病，关键在于准确检出心腔和大血管中的异常血流状况。在多普勒超声检查中，血流的异常主要表现在以下四个方面。

（1）血流速度的异常：血流速度的异常是指所测血液流速高于或低于正常范围的现象，大多数心脏疾病患者都会产生血流速度异常的情况。例如，二尖瓣狭窄患者舒张期二尖瓣口的血流速度明显升高，扩张型心肌病患者心功能的减退使各个瓣口的流速明显降低。在脉冲多普勒的频谱图中，通过直接测量流速的大小，即可识别流速异常升高或降低。

（2）血流时相的异常：血流时相的异常是指血流的持续时间长于或短于正常，或出现正常情况下不应出现的时相。例如，主动脉瓣狭窄使主动脉血流持续时间延长，充血性心力衰竭使主动脉血流持续时间缩短。在正常情况下，舒张期左室流出道内无血流信号，但主动脉瓣反流可导致左室流出道内出现占据整个舒张期的异常血流。在脉冲多普勒的频谱图中，通过观察血流频谱与心动周期之间的关系，即可判断有无血流时相的异常。

（3）血流性质的异常：血流性质的异常是指血流失去正常的层流状态而变为湍流状态的现象。例如，二尖瓣反流的血液在左房内产生血流紊乱，形成湍流；主动脉窦瘤破裂的分流在右室内形成湍流等。在多普勒超声检查时，湍流的诊断关键在于脉冲式多普勒和彩色多普勒血流成像。在脉冲式多普勒技术中，湍流表现为多个粗糙的音频信号和高频双向的充填频谱。但利用上述表现诊断湍流时，必须排除频谱倒错、低滤波阈值和增益过强等技术因素造成的伪像。由于湍流中的红细胞向各个方向流动，湍流的检查并不需要声束与血流方向平行。相反，只要将脉冲式多普勒的取样容积置于湍流区，无论声束与血流方向间的夹角有多大，总是可以检出湍流信号。因此，湍流的定性诊断并不困难，重要的是发现湍流的来源。一个部位的湍流可以通过连续和诱导效应导致其他部位的湍流，亦可通过掩盖效应掩盖其他部位的湍流。

（4）血流途径的异常：血流途径的异常是指血流流经正常心脏中不应存在的血流通道的现象。例如，左心房的血流经过房间隔缺损流入右心房，左心室的血流经过室间隔缺损流入右心室。在脉冲式多普勒超声技术中，血流途径的异常表现为在正常情况下无血流信号的部位测得明显的湍流或射流信号。

（5）关于双向血流信号的鉴别：在判断血流途径是否异常时，应特别注意双向血流信号的鉴别。在多普勒超声检查时，双向血流可见于以下四种情况。①应用连续式多普勒检查时，声束内存在方向相反的血流，可以记录到双向血流的频谱。例如，在隔瓣后型室间隔缺损合并三尖瓣反流的患者，从心尖部扫查时，可同时记录到正向的室间隔缺损的分流频谱和负向的三尖瓣反流的频谱。此时，改用脉冲式多普勒技术即可显示不同深度的血流信号。②当声束与血流方向近乎垂直时，血流中不同的流速成分可产生双向的血流频谱。例如，在胸骨旁左室长轴切面扫查左室流出道的血流时，由于声束和血流的方向近乎垂直，可同时记录到正、负双向的血流频谱。此时，减小声束－血流夹角即可显示单向血流。③当血流速度超过脉冲式多普勒的奈奎斯特频率极限时，产生频率失真，可记录到双向充填的血流频谱。例如，在室间隔缺损时，脉冲式多普勒可记录到充填正向显示范围的双向分流频谱，但实际上分流是单向的。此时，改用连续式多普勒即可显示单向血流。④当多普勒增益过高时，频谱中可出现正、负双向的镜像显示，减低多普勒增益即可显示实际的单向血流。

综上所述，利用多普勒超声技术诊断异常血流时，应对血流的速度、时相、性质、途径及信号进行全面的分析。多数心脏疾病可出现多种异常血流，而某些心脏疾病可出现一种或两种异常血流，因此不能只强调其中一种异常血流而忽视其他异常血流。某些学者在文献中曾过度强调湍流的意义，认为多普勒超声的定性诊断就是检出湍流，实际上这种看法是不全面的。首先，多普勒超声心动图中的湍流并不像血流动力学中的湍流那样严格。如前所述，脉冲式多普勒技术中的湍流是指多个粗糙的音频信号和低频充填的血流频谱。但这些定义都是人为的，且受到频谱倒错、滤波阈值和多普勒增益等多种技术因素的影响。其次，虽然多数心脏疾病会出现湍流，但是某些心脏疾病却无血流性质的改变。例如，对原发性肺动脉高压的患者，多普勒超声检查的唯一发现可能就是肺动脉血流速度和时相的异常，但肺动脉血流仍为层流；在巨大室间隔缺损的患者中，通过缺损处的分流为窄带的层流频谱。这说明，血流性质的异常只是血流动力学异常的表现之一。最后，正常心脏和大血管中的血流基本为层流状态，但在心血管系统的某些部位和心动周期的某些时相，血流性质可变为湍流。

基于以上分析可知，湍流的检出虽然是多普勒定性诊断的重要方面，但不是唯一的方面。在诊断湍流时，必须注意排除技术因素导致的误差；在检出湍流后，也必须结合异常血流的其他表现，对其临床意义进行综合判断。

2. 血流动力学的定量分析

多普勒超声技术为无创性血流动力学的定量分析提供了可靠的方法。目前，多普勒超声的定量诊断主要包括以下内容。

1）血流容积的测量

血流容积是指在单位时间里流经心脏瓣口或大血管某一截面的血流量。在多普勒超声技术中，血流容积的测量是定量分析每搏输出量、心输出量、分流量和反流量等多种血流动力学指标的基础。

（1）基本原理：利用多普勒超声技术测量血流容积基于如下原理：假设血流以均匀的流速 v 流经横截面积为 A 的圆形管道，那么在时间 t 内，血流在管道中流过的距离为 $v·t$，而通过管道的血流量 Q 可看作一圆柱体，其容积为 $Q=A·v·t$。由上式可见，只要测量出瓣口或管腔的横截面积、血流速度和血流时间，即可计算出血流容积。然而，人体心脏瓣口和血管管腔并非规则的圆形管道，其横截面积和血流速度将随心动周期而变化。因此，上述原理的应用必须满足如下前提条件。

①瓣口或管腔的横截面积不随时间而变化：对于心血管的许多部位，如房室瓣口、升主动脉、降主动脉和主肺动脉等，这一前提不能满足。但如果横截面积

变化较小，如主动脉瓣环和肺动脉瓣环，或这一变化能加以校正，如计算心动周期中的平均面积，则横截面积可视为一常数。为减少面积的测量误差，应尽可能地直接测量瓣口或管腔的横截面积，但在许多情况下，这种直接测量很困难甚至不可能完成。如果瓣口或管腔面积接近于规则的几何图形，横截面积可通过直径进行推算。

②空间流速分布基本一致：这要求在所测量的横截面积上，血流速度比较均匀，即流速分布为平坦形。只有在这种情况下，脉冲式多普勒取样容积所测量的局部流速才能代表整个横截面积上的平均流速。实际上，在人体心血管系统的多个部位，如房室瓣下、升主动脉、降主动脉和主肺动脉等，空间流速分布并不一致。但对于某些部位，如房室瓣环和半月瓣环等，流速分布基本上为平坦形。此时，脉冲式多普勒取样容积中的空间平均流速代表了血流横截面积上的空间平均流速。

③多普勒声束与血流方向的夹角为0，且不随时间而变化：这一前提要求工作人员记录到与血流方向平行的最大流速，以避免低估流速。在心脏的多个取样部位，如房室瓣、半月瓣、升主动脉和降主动脉等，可以使声束与血流方向基本平行。因此，必须根据音频信号和频谱显示，而不单纯依据二维图像所显示的解剖结构，仔细调整探头的方向，力求记录到血流的最大频移。

（2）测量方法。

①主动脉血流速度的测量：一般采用脉冲式多普勒超声技术。取胸骨上窝升主动脉长轴切面，将取样容积置于所选择的测量部位，借助于音频信号和频谱显示，调整探头的角度。当听到单纯尖锐的哨音并记录到窄带高速的血流频谱时，表明声束与血流方向平行。当扫查主动脉瓣环水平的流速时，为避免主动脉瓣的活动对血流信号的干扰，常需将取样容积置于主动脉瓣上水平。同时，取样容积应避开主动脉窦，因为收缩晚期主动脉窦内的湍流常可导致主动脉血流的负向频移。尽管大多数人可于胸骨上窝获得满意的主动脉血流信号，但是对于少数颈部较短且粗壮的患者，当使用直径较大的超声探头时，该部位扫查常较困难。根据经验，心尖区被认为是观测主动脉瓣环水平流速更为理想的位置。在这一位置取心尖五腔心切面，将取样容积置于主动脉瓣下，首先使声束与左室流出道的方向相平行，然后借助于音频信号与频谱形态，仔细调整探头的方向，常可获得比胸骨上窝更高的流速。直接在主动脉瓣下取样，避免了主动脉窦内湍流的影响，因而获得的频谱更为清晰。此外，在心尖部扫查时，亦可使用较大直径的探头。在记录到主动脉血流频谱后，应用电子计算机或求积仪，将收缩期频谱曲线下面积

加以积分，即可得到收缩期主动脉流速积分。

②肺动脉血流量的测量：肺动脉血流量的测量部位尚不统一，相关研究中报告的测量部位有两个，分别是肺动脉瓣环和主肺动脉近端。然而，根据血流容积测量的三个前提条件，肺动脉瓣环是较为可取的测量部位。

利用二维超声技术无法直接获得肺动脉瓣环和主肺动脉的短轴切面，因此通常利用二维超声测量的直径推算横截面积。取胸骨左缘心底短轴切面充分显示右室流出道和主肺动脉。如果成像仍不清晰，可让患者深吸气后深呼气，在呼气末记录二维图像。由于这些结构的成像利用的是超声束的侧向分辨力，在测量直径时，应准确测量两侧管壁回声中线间的距离，以避免低估直径。如果测量肺动脉直径，应选择冻结早期、中期、晚期的肺动脉图像来测量肺动脉内径并加以平均，以减少横截面积的变化对流量测量所造成的误差；如果测量肺动脉瓣环的直径，则应首先冻结收缩期图像，在肺动脉瓣叶附着点的水平测量瓣环两侧回声之间的距离。

在测量肺动脉血流速度时，一般采用脉冲多普勒技术。具体做法：取心底短轴切面，将取样容积置于所选择的测量部位，借助于音频信号和频谱形态，指导声束的方向。当测量部位选在肺动脉瓣环时，应将取样容积置于肺动脉瓣下。若有明显的声束－血流夹角，亦可将取样容积置于肺动脉瓣上。如果测量部位选在主肺动脉，则应将取样容积置于管腔中央。由于主肺动脉中流速分布的扭曲，假如取样容积靠近管壁，则可记录到异常形态的频谱。利用上述方法记录到肺动脉血流频谱之后，即可利用计算机或求积仪将收缩期的频谱曲线积分而得出收缩期流速积分。

③二尖瓣血流量的测量：二尖瓣血流量的测量较为困难，目前已提出两个测量部位，即二尖瓣环和二尖瓣口。

在正常情况下，二尖瓣环平面与左心室短轴切面之间存在倾角，利用二维超声心动图无法直接显示二尖瓣环的短轴切面，因此只能测量二尖瓣环直径并按公式推算面积。通常采用心尖四腔心切面，冻结舒张中期图像，在二尖瓣叶附着点的水平测量瓣环两侧回声之间的距离。假设二尖瓣环为圆形，即可由直径推算出面积。然而，二尖瓣环实际上为椭圆形，在心动周期中，瓣环的形态和面积都有较大的变化，因此利用这一方法测量瓣环面积可能出现误差。

在绝大多数人中，二尖瓣口平面平行于二维超声束的方向，因此可直接显示舒张期二尖瓣口的短轴切面。这一面积在舒张期变化较大，必须加以校正，才能算出舒张期二尖瓣口的平均面积。以往的研究表明，舒张期二尖瓣口的形态近似于椭圆形，其面积变化主要是前后径的变化，因此由前后径的变化即可测出舒张期面积的变化。测量时取二尖瓣口水平的左室短轴切面，冻结舒张早期二尖瓣口图像，测量二尖瓣口最大面积，然后将 M 型超声游标置于瓣口中央，记录二尖瓣的 M 型曲线。在 M 型超声心动图中，测量舒张期二尖瓣平均开放直径与最大开放直径的比值，此即为二尖瓣平均面积与最大面积的比值。将这一比值乘以短轴切面中测量的最大二尖瓣口面积，即可得出舒张期二尖瓣口的平均面积。

测量二尖瓣血流速度时，一般取心尖四腔心或二腔心切面，将脉冲式多普勒的取样容积置于二尖瓣环或二尖瓣口，借助音频信号和频谱形态，调整探头的方向，力求记录到最大流速。需要注意的是，二尖瓣环和二尖瓣口的流速有明显的差别，因此在测量流量时，面积和流速的测量应为同一水平。此外，为减少呼吸的影响，应记录至少一个呼吸周期的血流频谱。利用计算机或求积仪对舒张期二尖瓣血流频谱曲线下面积进行积分，即可得出舒张期流速积分。

④三尖瓣血流量的测量：利用二维超声技术只能测量三尖瓣环的直径，因此目前提出的测量部位仅限于三尖瓣环。

三尖瓣环直径的测量方法类似于二尖瓣环，一般取心尖四腔切面，在清楚显示三尖瓣环的最大直径后，冻结舒张中期三尖瓣环的图像。在三尖瓣前叶和隔叶附着点的水平测量瓣环回声内缘间的距离。假设三尖瓣环为圆形，即可由直径推测出面积。然而，由于三尖瓣环为椭圆形，其面积和形态都有较大的变化，因此这一测量方法有一定的误差。

三尖瓣流速的测量采用脉冲式多普勒技术。取心尖四腔切面，将取样容积置于三尖瓣环水平，借助音频信号和频谱形态，仔细调整探头的角度，记录最大流速。由于三尖瓣流速受呼吸影响较大，应至少测量一个呼吸周期的流速并加以平均。利用计算机或求积仪沿频谱中灰阶最深的部分描绘，即可求出舒张期流速积分。

2）压力阶差的测量

在各种先天性和后天性心脏疾病所致的狭窄病变时，压力阶差是定量狭窄程度的重要指标。利用连续式多普勒技术，可十分准确地测量出这些狭窄病变的压力阶差，从而可替代创伤性的心导管检查。

（1）基本原理：在人体心血管系统中，狭窄病变两端的压力阶差可由流体力学中的伯努利方程计算出来。假设 ΔP 为压差，ρ 为血液密度，V_1 为狭窄口上游的流速，V_2 为狭窄口下游的流速，dv/dt 为血流流经狭窄口时的加速度，ds 为加速距离，R 为血液的黏性摩擦阻力，则一个完整的伯努利方程为：

$$\Delta P = 1/2 \cdot \rho \left(V_2^2 - V_1^2 \right) + \rho \cdot \int (dv/dt) \, ds + R$$

由上式可见，压差由三部分构成，其中方程式右边第一项为血流的迁移加速度造成的压差，第二项为血流的局部加速度造成的压差，第三项为黏性摩擦造成的压差。

理论和实验研究表明，在膜性狭窄病变时，若血流的雷诺数足够大，则由血流的局部加速度和黏性摩擦力造成的压差部分可忽略不计，上式可简化为：$\Delta P = 1/2 \cdot \rho \left(V_2^2 - V_1^2 \right)$。

在大多数狭窄病变中，狭窄口下游的流速 V_2 远大于上游流速 V_1，因此 V_2^2 大于 V_1^2，略去 V_1^2，将 ρ 的数值代入，V_2 的单位以 m/s 表示，ΔP 以 mmHg 表示，上式进一步简化为：$\Delta P = 3.97 V_2^2 \approx 4 V_2^2$，上式称为简化的伯努利方程。由此可知狭窄病变两端的压差等于狭窄病变下游最大射流速度的平方的 4 倍。必须注意，式中的 ΔP 和 V_2 为同一瞬间的压差和流速。

（2）测量方法。

①二尖瓣狭窄跨瓣压差的测量，在大多数二尖瓣狭窄患者中，舒张期二尖瓣血流速度超过了脉冲式多普勒的流速测量范围，因此需采用连续式多普勒技术。测量时患者取左侧卧位，将探头置于心尖部，取心尖二腔心或四腔心切面，使声束平行于二维超声显示的左室流入道或彩色多普勒显示的五彩射流束，然后根据音频信号和频谱形态的变化，仔细调整探头的方向。当听到单纯尖锐的哨音，同时记录到包绕轮廓呈最深灰阶的完整频谱曲线时，表明声束与射流方向相平行。从二尖瓣狭窄的射流频谱中，测量出以下三种压差。

a. 最大瞬时压差：此压差是指舒张期二尖瓣口两端压力阶差的最大值。在频谱中最大瞬时压差点相当于最大流速点，此点常位于舒张早期的 E 波。在轻度狭窄的患者中，最大流速点有时位于舒张晚期的 A 波。将最大流速值代入公式，即可求出最大瞬时压差。例如，对某二尖瓣狭窄患者，测得最大流速为 2 m/s，则最大瞬时压差为 16 mmHg。这一指标的优点是测量简便，但它只是某一瞬间的压差，不能反映舒张期二尖瓣口两端压差的变化，因此难以准确定量狭窄程度。b. 舒张末期瞬时压差：此压差是指舒张末期二尖瓣口两端的瞬时压差。将心电图与二尖瓣狭窄的射流频谱同步记录，在频谱中测量相当于心电图 R 波顶峰时的流速，并将这一流速值代入简化的伯努利方程，即可求出舒张末期瞬时压差。这一指标测量简便，但只是某一瞬间的压差，不能反映整个舒张期的压差变化及瓣口面积的大小，因此未被广泛的应用。c. 平均压差：此压差是指舒张期二尖瓣口两端所有瞬时压差的平均值。由于瞬时流速和瞬时压差的平方关系，计算平均压差时，必须将二尖瓣狭窄频谱中的每一瞬时速度都按照公式转化为瞬时压差，然后求其平均值。

②三尖瓣狭窄跨瓣压差的测量：三尖瓣狭窄和二尖瓣狭窄具有相似的血流动力学，二尖瓣狭窄的定量诊断方法同样也适用于三尖瓣狭窄。取右室流入道切面或心尖四腔心切面，先使声束平行于右室流入道或彩色射流束，然后根据音频信号和频谱形态，仔细调整声束的方向，力求记录最大射流速度。在记录到三尖瓣狭窄的射流频谱之后，可采取与二尖瓣狭窄时相同的方法测量出最大瞬时压差、舒张末期瞬时压差和平均压差。这三种压差中，平均压差是三尖瓣狭窄跨瓣压差的最佳定量指标。

③主动脉瓣狭窄跨瓣压差的测量：在绝大多数主动脉瓣狭窄患者中，主动脉瓣口的收缩期射流速度超过了脉冲式多普勒的测量范围，因此在测量跨瓣压差时，需采用连续式多普勒技术。最佳扫查位置随年龄而异：在儿童和青少年中，探头置于胸骨上窝和胸骨右缘第1、第2肋间常可获得满意的频谱记录；在老年人中，心尖区和胸骨右缘第1、第2肋间是较为理想的扫查位置。由于主动脉射流的方向难以预测，应注意从各个超声窗进行扫查，包括胸骨上窝、肩胛上窝、胸骨左缘低位肋间、心尖区、胸骨右缘高位肋间和剑突下等。扫查上述位置时，先使声束平行于左心室流出道或彩色射流束，然后根据音频信号和频谱形态的变化，调整探头角度，以记录最大射流速度。从主动脉瓣狭窄的射流频谱中，可测量出下列三种跨瓣压差。

a.最大瞬时压差：此压差是指收缩期主动脉瓣口两端压力阶差的最大值。在频谱中，最大瞬时压差点相当于最大流速点。将最大流速代入简化的伯努利方程，即可计算出收缩期该瞬间的最大压差。这一指标的优点是测量简便，但它只是某一瞬间的压差，不能反映收缩期压差的变化，因而难以准确地定量狭窄程度。b.峰间压差：此压差是心导管技术测量主动脉瓣狭窄跨瓣压差间的常用指标。在心导管压力曲线中，峰间压差是指收缩期左室压力曲线峰值与主动脉压力曲线峰值之间的差值。因此，峰间压差不同于多普勒测量的最大瞬时压差。有些作者曾将两种压差等同起来，但研究表明，在主动脉瓣狭窄时，最大瞬时压差总是高于峰间压差，若以前者代替后者，可造成高估。研究发现，若将主动脉射流频谱等分为收缩早期、中期和晚期三部分，则最大瞬时压差与收缩中晚期交点处测量的瞬时压差之间的均值与峰间压差极为接近，可用以代替心导管测量的峰间压差，我们将此压差称为均值压差。c.平均压差：此压差是指收缩期主动脉瓣口两端所有瞬时压差的平均值。多普勒超声仪配备有计算平均压差的软件，测量时只需将主动脉射流频谱的轮廓描绘出来，计算机即可自动算出平均压差。在上述三种压差中，平均压差对于反映主动脉瓣狭窄的严重程度具有最高的准确性，因此已成为多普勒超声技术测量主动脉瓣狭窄跨瓣压差的首选指标。

④肺动脉瓣狭窄跨瓣压差的测量：常用检查位置是胸骨左缘第2、第3肋间，取心底短轴切面。为充分显示右室流出道和主肺动脉，患者常取左侧卧位90°以上，甚至取左侧俯卧位。先使连续式多普勒的声束平行于右室流出道或彩色射流束，然后根据音频信号和频谱形态的变化，仔细调整探头的方向，力求记录到最大射流速度。在儿童患者中，于剑突下右室流出道长轴切面可能获得较心底短轴切面更高的流速。在肺动脉瓣狭窄的射流频谱中，采取与主动脉瓣狭窄时相同的方法，可测量出最大的瞬时压差和平均压差。

第三节　三维超声成像

人体脏器繁多，组织结构各异。工作人员为了解组织和器官的形态、厚度、腔径、空间位置及毗邻关系，需要进行多方位二维超声扫查，在头脑中构思一幅立体图像，才能做出正确的判断。随着计算机及超声探测技术的飞速发展，超声不仅能显示器官的立体形态和动态变化，还可以直接观察血管分布和血流状况，即三维超声成像。现就其成像类型、图像采集与显示、临床应用等介绍如下。

一、三维超声成像的分型

三维超声成像大致可分为四大类。

（一）静态三维超声成像

超声扫查时，将不同方位所获取的二维图像按对应的空间位置关系彼此横向连接组合，即为静态三维超声成像。肝、肾、子宫等脏器屏气时活动幅度较小，不同二维图像上各结构位移很小，易于叠加而形成精确清晰的三维图像。这种成像方式简便、发展成熟，临床上主要用于妇产科及腹部脏器的检查。根据不同需要选择多种三维显示方式，表面显示法可观察感兴趣结构的表面轮廓，如胆囊、膀胱及胎儿面部等；透明显示法可观察实质性脏器内的管道分布及胎儿骨骼等。

（二）动态三维超声成像

如要显示心脏各结构的活动和毗邻关系，可将多个心动周期中同一时相、不同方位上的二维图像重建为单帧三维图像，再将不同时相的三维图像按心动周期先后顺序显示，即形成动态三维超声成像。该图像具备高像素密度与清晰度，但由于其采集与重建耗时长，且图像质量受心律、呼吸、肋骨、肺等多种因素影响，因此在临床应用中极大地限制了其有效性和广泛性。

（三）实时三维超声成像

为使三维超声真正应用于临床常规检查，研究者进一步开展实时三维超声成像的研究。采用专用的三维容积或矩阵探头技术，能够在不摆动或移动探头的情况下，直接获取三维图像立体数据库，显著减少外界环境因素的影响，成像及重建处理速度大大加快，从而可实现实时显示三维图像。因此，实时三维超声成像在临床上的应用得到快速发展。虽然实时三维超声技术帧频有大幅提高，但是用于心脏超声成像时，仍需进一步提升图像分辨力。

（四）实时立体三维超声成像

近来，有研究者提出立体三维超声成像的设想，它突破了以往三维超声成像的局限性，不再使用二维成像方式显示三维图像，而是显示真正的立体三维图像。矩阵型换能器采集到三维图像后，在原图旁侧复制另一幅与其视角稍有差异的三维图像，并将两图编码叠加。如戴上相应的滤色眼镜观察，不同视角的两幅图像分别成像于左右侧视网膜，信息传入视觉中枢后，根据二者视角差异的大小，将会在观察者头脑中形成一幅立体三维超声图像。这样的超声成像远近层次分明，图像立体感明显增强。

二、三维图像的采集方法

三维图像的采集有两种基本方法：第一种是采集一系列二维图像并存储，再依据位置及时将信息按顺序重建成三维图像；第二种是检查时采用矩阵式三维探头直接采集三维立体容积数据库。

（一）三维超声重建的图像采集

三维超声重建的首要步骤是扫查时采集多个二维图像，三维成像效果取决于二维图像的质量。常用的图像采集方式如下。

1.机械驱动扫查

将探头固定于机械臂装置上，计算机控制步进马达驱动探头以特定的形式运动，同时采集图像。可做平行、扇形及旋转扫查，其中平行扫查已较少应用。

（1）扇形扫查：探头固定，远场沿 Z 轴做扇形运动，采集一系列等夹角呈扇形分布的二维图像，建立金字塔形的数据库，而后插补三维像素。该法主要用于静态三维重建，但远场空间分辨率降低，影响图像质量。

（2）旋转扫查：探头前端换能器晶片围绕某一中轴自动旋转 180°，获得一系列等夹角、轴心恒定的锥形分布二维图像。该法采集速度较快，图像非常清晰。如行静态成像，每一旋转方位上只需采集一幅图像；如要显示动态三维心脏结构，在每一方位上需采集一幅完整心动周期的二维图像，再按心电图所示时序选取 10～20 帧图像，由此建立动态三维锥体形数据库。

2. 自由臂扫查

该法利用声学、光学或电磁遥控装置探测扫查探头的位置与角度，从而确定并存储所获二维图像的空间坐标及方位信息，供三维重建使用。最常用的自由臂装置为电磁位置感受器和微型磁场接收器，此法扫查范围和角度可调，适合做一次性较大范围复合形式的扫查取样，但易受周围环境磁场材料和磁场的影响。

（二）三维探头的实时图像采集

随着探头工艺及计算机技术的发展，目前三维超声多采用专用三维超声探头获取图像，无须摆动或移动探头即可获取三维数据，成像速度快，可实时获取并显示三维图像。三维超声探头大体上分为两种。

（1）机械驱动容积探头：它将超声探头和机械驱动装置组合成完整的组件，机械马达驱动晶片做扇形或旋转扫查，获得三维立体数据库。成像方式与上述需重建的三维超声相同，但由于成像及三维重建处理速度快，能够实时显示三维超声图像，多用于腹部和妇产科的三维超声检查。

（2）实时三维矩阵探头：换能器晶片被纵向、横向多线均匀切割为矩阵排列的多达 $60 \times 60 = 3600$（或 $80 \times 80 = 6400$）个微小阵元，后者由计算机控制，发射声束沿 X 轴前进，并按相控阵方式沿 Y 轴进行方位转向形成二维图像，再使二维图像沿 Z 轴方向扇形移动进行立体仰角转向，瞬间形成一个立体结构的金字塔形三维图像数据库。三维扫描速度极快，可免除呼吸和位移的干扰，每秒能建立 20 帧以上的三维图像，能实时观察运动中的心脏，主要用于经胸或经食管的心脏三维超声检查。

三、三维图像的显示

（一）静态三维超声图像的建立

目前，静态结构的三维超声成像在临床应用中可采用多种显示模式，并可根据需要通过平移、旋转、切割等方式显示局部感兴趣结构。

1. 表面成像模式

三维表面成像是利用灰阶差异的变化或灰阶阈值法自动勾画出感兴趣区组织结构的表面轮廓。由于组织结构与液体灰阶反差大，因此三维表面成像清晰，能够显示感兴趣结构的立体形态、表面特征和空间关系，并能够单独提取和显示感兴趣结构、精确测量其面积或体积等。此法已广泛应用于含液性结构及被液体环绕结构的三维成像，如胆囊、膀胱、胎儿面部等。

2. 透明成像模式

这种模式采用透明算法实现三维重建，通过淡化周围组织结构的灰阶信息，使之呈透明状态，同时突出显示感兴趣区域的结构，并保留部分周围组织的灰阶信息，使重建结构具有透明感和立体感，从而显示实质性脏器内部感兴趣区域的结构及其空间关系。按照不同的计算方法，透明成像可分为五种模式：最小回声模式、反转模式、最大回声模式、X线模式和混合模式。

（1）最小回声模式：仅接收容积数据库中声束方向上的最小回声信息，适合于观察血管、扩张的胆管等无回声或低回声病灶结构。

（2）反转模式：在最小回声模式的基础上，反转低回声与高回声的显示（类似于胶片的正片和负片），使低（无）回声结构的显示及测量更加清晰和准确。

（3）最大回声模式：仅接收声束方向上的最大回声信息，适合于观察实质性脏器内强回声结构，如肝内强回声的肝癌或血管瘤，胎儿的骨性结构（包括颅骨、脊柱、胸廓、四肢骨骼等），子宫腔内高回声的子宫内膜层、宫内节育器等。

（4）X线模式：接收声束方向上所有灰阶信息总和的平均值，其成像效果类似于X线平片。

（5）混合模式：以上模式的混合，有利于观察病变组织与周围结构的空间毗邻关系，如肝内占位病变与周围血管的空间毗邻关系。

3. 多平面显示

多平面显示通常可获得互相垂直的A、B、C三平面，A平面为直接扫查所获纵切面，B、C平面为重建的横切面和冠状面。其中A平面图像质量最好，C平面常规超声无法扫查。三个平面可任意平移和旋转，对病灶及周围结构的关系进行细致观察；也可采取类似 CT 逐层扫描的断层超声成像，采集到全部三维超声图像数据库后，可自定义断层成像的间隔宽度及数目，同时获得多个平行切面的超声图像。

4. 彩色多普勒血流显示

彩色多普勒血流显示通过将彩色多普勒信号及组织信号的复合使用，对组织结构内血管行三维成像，明确其分布、走行、方向及与周围组织的关系。

（二）动态三维超声图像的建立

1. 三维锥体数据库的建立

动态三维超声图像重建时采用总体显示法，信息量显著增多，图像质量有很大改进。在成像过程中，三维图像重建系统能够收集各个方向扫查所获得的数以千计的二维图像上的信息，数字化后予以储存，再根据心电图提取心动周期中同一时相各方位上的二维图像重建，并插补立体方位像素，形成单帧静态三维图像，最后汇总各个时相点的图像信息，建立心脏某一扫查区域内可以动态连续显示的三维锥体数据库。

2. 切割剖析与动态显示

三维锥体数据库建成后，不能在荧屏上直接观察到心脏的立体图像，而仅显示为几个新组成的二维切面。利用平行切割或任意方向切割功能，根据所需观察方位选出基准参考平面，调出其前后各层结构的数据，恰当调节阈值、透明度、切面数和旋转角度等三维图像重建参数，并依次累加，构建多层次、多结构、具有灰阶的心脏立体图像。按照各时相的先后顺序依次显示各帧三维图像，即可呈现动态三维超声心动图。

二尖瓣前叶脱垂患者，经胸检查二尖瓣口，从左心室侧向左心房侧观察，显示部分二尖瓣前叶向左心房凹陷，其部位、范围及程度显示得非常清楚（箭头），二尖瓣后叶形态正常；从左心房侧向左心室侧观察，见脱垂的二尖瓣前叶向左心房膨出。此外，二维图像上的彩色多普勒血流信号也可按原来的彩色编码转入三维成像系统，实现动态三维彩色多普勒血流显像，由此可直接观察心内分流与反流的位置、时相、轮廓、范围、周径、行程、长度等，并可准确显示间隔缺损、瓣膜关闭不全及狭窄处血流束的横断面大小与剖面形态。另外，彩色组织多普勒图像也可转入三维成像系统，显示心肌活动的规律、心肌兴奋的起搏点、心电传导的顺序与方向，称为"动态三维组织多普勒显示"。

（三）实时三维超声图像的建立

1. 实时三维金字塔数据库的建立

矩阵探头顶端的换能器由计算机以相控阵方式控制声束的发射和接收。调节各脉冲发射延迟时间，可改变波阵面方向，从而改变声束的倾斜角度及焦距深浅，实现声束的自动转向。当发射的声束沿预定方向 X 轴前进时，可形成一条扫描线（即一维显示）；随即沿 Y 轴进行方位转向形成二维图像；再使二维图像沿 Z 轴方向扇形移动进行立体仰角转向；声束在互相垂直的三个方向进行扫描，最后形成一个覆盖靶区各个部位的立体结构的金字塔形三维图像数据库。与此同时，设计者采用全新的 16 ∶ 1 并行处理方式获得图像，16 条声束并行扫描，能够在较大容积内提供相当于二维图像扫描线密度的三维心脏图像，并且发射声束的脉冲重复频率大幅提高，三维图像的帧频也相应增加。

2. 实时三维图像的显示方式

根据实时三维超声心动图的不同扫描方式，可有多种图像显示方式，在每种显示方式下均可通过旋转和切割图像，多方位实时观察心脏结构。

（1）实时窄角成像：声束扫描线在 Y 轴上做 60° 方位转向、Z 轴上做 30° 仰角转向扫描，获取结构大小为 60°×30° 的立体数据库及三维超声心动图。这种方法为真正的实时三维成像，快速清晰，图像直观，伪像很少。缺点是图像显示范围偏小，观察范围较大的结构会出现图像缺失。在部分超声仪器中，也可根据需要调整该显示模式的宽度与深度，但保持立体数据库的总体大小不变。

（2）全容积宽角成像：全容积宽角成像的图像由紧邻的四个 15°×60° 实时窄角图组合相加，形成 Y 轴与 Z 轴方向转向均为 60°，即 60°×60° 的"金字塔形"数据库。这种成像方式获取的数据范围大，能包含较大范围的结构，对观测每搏输出量、心肌重量、心壁动态、心肌灌注造影等有很大帮助。缺点是图像由先后 4 个心动周期的实时三维图像组合，属于准实时显示，受检者心脏移动及呼吸动度大、心律不齐时可出现图像衔接错位的现象。

（3）三维彩色多普勒血流窄角成像：该成像方式与全容积宽角成像类似。采图时在连续心动周期中选取相间的 7 个紧邻的实时窄角数据库，组合成大小为 30°×30° 的"方锥形"数据库。此种准实时显示方式能在三维空间中同时显示彩色多普勒血流信号和周围组织灰阶信息，反映心内异常血流的位置、时相、方向、长度、宽度、面积、流量、起止点等基础信息和严重程度，并能用三维图像处理软件对反流和分流进行精确定量。但此成像方式的成像范围亦小，容易出现图像衔接错位。三维彩色多普勒血流也可采用瞬间四维容积法成像，一个心动周期即可采集一幅宽角三维彩色多普勒血流图像。

（4）实时三平面成像：该成像方式使用矩阵型换能器实时采集并显示心脏相互交叉的三个切面，获得同一周期、同一时相、不同切面上的心脏解剖信息，而后在夹角之间插补数据，建立三维超声图像数据库。三平面之间可以相互调整角度，以获得操作者理想的结构显示。该成像法虽含有众多插补信息，精确度有所降低，但因能实时成像，在较大范围内快速显示心脏整体形态和心壁运动，以及在检测心脏功能和室壁活动方面具有重要意义，尤其适用于心律失常的情况。实时三平面成像还可以在彩色多普勒模式下实现，多平面观察心内异常血流。结合组织多普勒、组织同步化成像、组织应变（应变率）、组织追踪成像模式，还可多参数评价心脏室壁运动状态及激动顺序。

（5）立体三维成像：该成像方式参照立体电影的原理，使用单个矩阵型换能器获取单幅实时窄角或全容积宽角三维图像，同时复制出另一稍有视角差异的三维图，并模拟人双眼视差叠加两个三维图，形成一个全新的立体视觉超声图像。裸眼观察觉得图像模糊，双影重叠，但戴上左红右绿的滤色眼镜观察，就会在观察者头脑中形成一组轮廓结构清晰、远近层次分明、立体感极强的新型三维超声图像。

其他实时三维成像方式还包括三维超声与其他超声技术的结合，如三维室壁运动斑点追踪成像、心肌声学造影的实时三平面成像等。

四、三维超声的临床应用

三维超声成像在临床诊断上发挥了良好的作用，现就该法在临床上的主要应用对象、诊断价值及潜在功能予以说明。

（一）静态脏器的检查

1.静态脏器的三维超声定性诊断价值

（1）脑部疾病：婴幼儿及胎儿的囟门处于开放状态，透声良好，三维超声可显示大脑镰、大脑、小脑及脑室的形态，以及对称性和径线等参数。这一技术在诊断脑积水、实质病变方面有重要作用。彩色多普勒三维检查时对基底动脉环的构成、血管分布、血流走向与缺血部位等均能清晰显示。

（2）眼球：眼球内含液体，使三维成像效果非常理想。临床实践证明，三维超声在眼内外肿物与异物、晶状体混浊与脱位、玻璃体病变等方面具有高度的准确性，特别是能准确诊断视网膜脱离。此外，该技术有助于评估手术效果，因此受到临床重视。同时，三维超声能够清晰显示眼动脉及视网膜动脉的立体彩色三维血流，有助于精细地确定缺血与出血的部位与范围。

（3）胃：胃为空腔脏器，充盈液体后超声易于探测。将胃腔黏膜的鸟瞰图和胃壁断面图相结合，不仅能观察黏膜表面溃疡的大小、深度、边缘形态，而且可以了解病变厚度、浸润的范围和层次，这些数据在临床诊断上有重要意义。三维彩色血流成像对溃疡出血和静脉曲张的诊断也可能有所帮助。

（4）胆囊：胆囊亦为充满液体的空腔结构，故用三维超声检查囊壁厚度、黏膜表面状况，以及囊腔是否萎缩或扩张，其内有无结石、息肉、肿瘤等有较大价值。用三维图像观察增粗的胆管树，能更容易地识别扩张分支的归属，判断产生阻塞的部位。

（5）肝脏：肝囊肿与脓肿超声诊断早已成熟，但对于肝癌等占位性病变的超声诊断仍存在一定难度。三维超声能从多个方位观察肝脏表面、边界轮廓，以及肿物的立体形态、径线、数目和与周围组织的邻近关系。彩色三维多普勒成像可显示肝内血管的分支或属支，相较于灰阶成像，能够呈现出更高级别的图像，同时可观察血管的粗细、分布及其对邻近动静脉的压迫效应，为临床诊断提供重要的参考依据。

（6）肾脏：探测肾脏的整体大小形态，观察实质内有无肿物，特别在显示珊瑚树样肾盂积水时，三维超声能清晰显示扩张肾盂的轮廓、鹿角状外凸的肾盏，并有可能显示结石的部位。

（7）膀胱：充盈的膀胱呈椭圆形，内壁平滑，当出现占位性病变时，能清晰显示肿物的位置、轮廓、形态、大小、数目、内部结构、浸润的层次与深度，对了解肿瘤性质有较大帮助。

（8）子宫与附件：对于子宫实质性肿瘤的诊断，三维超声有一定辅助作用。三维超声宫腔造影能直观显示子宫内膜息肉和黏膜下肌瘤的形态。针对早期妊娠，该技术可根据三维图像分析宫腔大小、羊水量、胚胎形状，辅助医生做出诊断。在卵巢和输卵管病变的检测中，特别是存在液体时，可显示其立体外形、内部结构、肿物分隔、囊壁突起和液体浑浊度等信息。三维超声显示子宫冠状面能更清晰地描述子宫及内膜形状，明确双角子宫、纵隔子宫等子宫先天畸形的具体信息，显示宫内节育器的形状及位置。

（9）胎儿及其附属物：胎儿与脐带浮游于羊水之中，形成良好的超声界面，故三维超声能清晰显示其头部轮廓（有无脑积水或是否无脑儿）、面部形态（有无眼、耳、鼻、唇、上颚畸形）；用透明显示法可观察脊柱与脊髓有无畸形、弯曲或膨出；可全面检查胎盘的大小、厚度、钙化程度、血管分布与供血情况，同时对前置胎盘或胎盘剥离的诊断也有价值。三维彩色多普勒及能量多普勒成像可清晰显示脐带在羊水内的空间结构与形状，观察脐带有无过长或过短，有无项链样的彩色脐带绕颈现象，并可显示胎儿的基底动脉环和颅内循环情况。

（10）血管：利用三维彩色多普勒技术，可以扫查全身血管的形态、走行及与周围组织的空间关系。如显示夹层动脉瘤的立体形态、累及范围、程度，分辨真假腔、判断血流是否通畅；显示门静脉、肝静脉两组血管树的分布与相互关系；显示有无受压现象，对诊断占位病变、门静脉高压、指导经颈静脉肝内门体静脉分流术可能有所帮助；观察大静脉腔内有无血栓形成及占位肿物，其效果优于二维图像；检查肿瘤区域血管网的形态、分布情况以及供血量，帮助医生了解肿瘤的部位、大小及其血流循环状况。

2. 静态脏器的三维超声定量分析

三维超声不仅能够多方位全面扫查静态脏器的形态结构，还能够结合相应的在线或脱机分析软件进行定量分析。使用容积测量技术，能够测量感兴趣位置的体积，包括移植肾、肿块及监测发育中的卵泡体积等。此外，使用能量多普勒模式的三维彩色直方图可以显示正常和新生血管的血管形成指数、血流指数，以及血管 – 血流指数，使组织内的血管及血流得以量化。

（二）心脏的三维超声检查

1. 三维超声心动图的定性诊断

（1）观察心脏的形态：采集到心脏的三维容积数据库后，可结合图像的切割与旋转，从不同方位了解心脏各个结构的形态、位置、大小、腔室内径、走向、空间关系、立体方位与活动状态，观察心壁、间隔与大血管的连续状态。

（2）瓣膜疾病的诊断：三维超声心动图能动态观察瓣膜装置的立体结构、与周围组织的关系，并可通过适当转动图像方位，观察二维超声无法显示的瓣口沙盘样立体活动图。该诊断方式宛如将摄像机置于瓣口上侧或下侧，观察其瓣膜的整体立体结构，显示瓣膜的形态、厚度及关闭和开放时的活动情况。例如，对风湿性心脏病患者，可直观显示二尖瓣狭窄的形态及动态变化。该技术可准确显示瓣膜畸形，如二尖瓣裂、双孔二尖瓣等，也可区分瓣膜置换术后的反流是起于人工瓣环内还是瓣周。

（3）先天性心脏病的诊断：可多方位显示房间隔或室间隔缺损的情况、位置、形状、直径、周长、面积、类型及与邻近结构的空间关系。如沿间隔附近平行切割，从垂直方向观察，可获得相应部位的房间隔或室间隔的平面图。对于复杂先天性心脏畸形患者，三维超声检查通过剖切，对多个非标准切面观察，能完整显示出病变的复杂空间关系和异常血流走向。

（4）心脏占位病变诊断：对心腔内黏液瘤、附壁血栓、主动脉窦瘤及其他肿物，三维超声空间分辨力高，可更准确地定位其位置，检测其形态、大小，确定与心壁结构的关系。

（5）冠心病诊断：实时三维超声心动图结合负荷超声心动图，能够获取同一心动周期内室壁各节段的运动图像，能更全面、准确地评价心肌缺血和梗死。实时三维超声心动图结合心肌声学造影，能在造影剂注射后短期内获取三维数据，完成全部心肌灌注区的声学造影成像，从而全面评价及定量分析各节段心肌的造影灌注情况。实时三维超声心动图结合组织多普勒技术可形象立体地观察室壁异常活动的部位、幅度、方向和范围。

（6）心脏血流的显示：采用三维彩色多普勒成像可显示瓣膜反流、心内异常分流的起源、时相、流动方向、长度、宽度、面积、流程、起止点及与周围结构的关系。此外，该技术能观察冠状动脉主干、前降支、回旋支、左缘支、右缘支、间隔支，以及心肌内血管的立体走向，帮助了解冠状动脉血供情况。

（7）胎儿超声心动图：三维超声能够多角度立体地观察心脏各结构与空间位置关系，使用空间－时间相关技术获得容积数据后，对胎儿心脏进行多平面观察和三维重建，可获得较常规二维胎儿超声心动图检查更多的切面和信息，同时减少了对胎儿位置或检查者经验的依赖。

（8）心脏手术和介入治疗的监测：可近距离、高质量地采集心脏形态和血流的三维图像，用于监测房、室间隔缺损封堵及修补术、二尖瓣整形术及置换术等。

2. 三维超声心动图的定量分析

三维超声技术采集全部左心室容积数据后，使用三维图像脱机分析软件，可直接测量心腔容积和收缩功能，尤其是对于形态不规则的右心室与变形的左心室腔容积的测量，较常规二维超声心动图更具优势。还可结合左心室 16 节段或 17 节段的观察，得出各左心室节段的容积及容积－时间变化曲线，进一步评价节段左心室收缩功能及左心室机械同步性。容积计算法同样可用于计算心肌肥厚时和心脏占位时病变的体积与重量。对于风湿性二尖瓣狭窄的患者，可在三维数据库中寻找、调整真正的二尖瓣口图像，准确测量狭窄的二尖瓣口面积；对于存在瓣膜反流和心内异常分流的患者，可通过计算三维彩色多普勒血流信号的容积了解心内异常血流量。

第四节　血管内超声

血管内超声技术是将无创性超声技术和有创性心导管技术结合诊断心血管病变的新方法。其方法是通过心导管将微型化的超声换能器置入心血管腔内，显示心血管断面的形态和（或）血流图形，主要包括超声显像技术和多普勒血流测定两方面。前者主要有血管内超声显像（intravascular ultrasound imaging，IVUS）和心腔内超声显像（intracardiac ultrasound imaging，ICUS），而后者主要为冠状动脉（以下简称冠脉）内多普勒血流速度描记。超声显像技术能显示血管和心脏内膜下各层的解剖形态，而多普勒血流描记技术则记录血管内的血流速度，并通过分析不同情况下血流速度的变化，准确反映冠脉循环的病理生理功能。血管腔内超声技术将换能器直接置于血管腔内探测，声能衰减小，换能器的频率可达到9 ～ 40 MHz，分辨力明显提高。

一、血管内和心腔内超声显像

（一）仪器和成像原理

IVUS 仪器由超声导管和图像处理系统两个主要部分组成。根据设计的不同，IVUS 导管分为两种主要类型：机械旋转型和相控阵型，其中机械旋转型又分为换能器旋转型和反射镜旋转型。两种类型的 IVUS 的图像质量无显著差别。血管腔内超声导管的直径为 2.6 ～ 9.0 F(0.86 ～ 2.97 mm)，可适用于冠脉或周围血管（如腹主动脉）的成像；用于冠脉内超声导管的直径为 2.6 ～ 3.5 F(0.96 ～ 1.17 mm)。一般来说，换能器发射的超声频率越高，其分辨率越高，穿透力越低。用于冠脉成像的超声探头频率较高（20 ～ 40 MHz），适用于近距离成像，轴向和侧向的分辨率分别为 0.08 ～ 0.10 mm 和 0.20 ～ 0.25 mm；用于周围血管和心腔内成像的超声导管频率多为 9 MHz。

换能器旋转型在轴心顶端安置微型超声换能器，末端与驱动器连接，其外面包围有保护鞘管，工作时驱动器带动换能器以一定的速度做 360° 旋转，可以以30 f/s 的速度成像。旋转型反射镜的结构与换能器旋转型超声导管相似，区别在于换能器固定于导管上，旋转轴心的顶端带有倾斜 45° 的反射镜。

相控阵型导管顶端环形安置有 32 ～ 64 个换能器，其优点是稳定性很好，没有旋转伪像和导丝伪像，引导丝的轨道作用较好，导管的推送能力较优。该型导管没有活动的部分，易与其他介入器械（如支架、定向旋切等）结合使用。

图像处理系统接收并处理超声信号后，在荧屏上实时显示图像。新型的IVUS图像处理系统可以对血管图像进行实时三维重建，须采用马达控制的自动回撤系统，以一定的速度匀速回撤导管以采集系列图像。图像处理系统还具有定量分析功能，可配合专用的IVUS分析软件，一般均配备打印设备。

目前，大多数IVUS图像处理系统提供的是黑白图像，不同回声的组织以不同灰阶表示，可根据回声强弱的不同判断病变的性质。美国VALCANO公司开发的虚拟组织学血管内超声成像采用新的后处理技术，利用反向散射的超声射频信号，通过功率频谱的处理进行比较分析，将不同性质的斑块标注成不同的颜色，把原来的黑白图像以彩色显示，并进行定量分析。

（二）操作方法

在血管造影检查的基础上，选定所需检查的血管和病变部位，以冠脉为例，采用6 F及以上指引导管放置到冠脉口，0.014英寸的指引导丝送至靶血管的远端，将IVUS导管沿指引导丝送至需要进行检查的病变部位的远端，一般采用从靶血管的远端往近端以一定的速度连续回撤（手动或自动）的方法进行检查，然后对感兴趣部位进行重点检查。冠脉内注射200 μg硝酸甘油可减少导管刺激可能诱发的血管痉挛，加用3000 U肝素可预防血栓的形成。周围血管和ICUS检查方法与冠脉相似。

（三）图像判断

1. 正常冠脉

正常的冠脉管腔呈圆形，管腔内的血液呈低回声或无回声，采用较高频率（30～40 MHz）的换能器时，可表现为弱而纤细、无特定结构的回声，能随血流移动和蠕动。管壁由具有不同回声特性的层状结构组成，正常的管壁有时可表现为三层结构：①内层，代表内膜和内弹力膜，此层与中层和管腔相比，回声较强。②中层，为中间无回声层，代表中膜。③外层，有特征性的"洋葱皮"样表现，代表外膜和外膜周围的组织。在IVUS图像上，外膜和血管周围组织之间没有明确的界限。约50%的正常冠脉表现为单层结构。

须指出，IVUS图像上的三层结构并不等同于组织学上的内膜、中膜和外膜，而是由不同的声学界面所致。

2. 冠脉粥样硬化病变

冠脉粥样硬化病变的IVUS表现为管壁上不同程度的斑块形成，这些斑块显著增厚内膜和内膜下组织，占据部分管腔。IVUS可评估冠脉粥样硬化病变的分布范围、严重程度和病变的组成成分。

（1）IVUS图像的定性分析：IVUS图像根据所显像组织的回声特性进行定性判断。回声的特性与纤维组织的含量有关，纤维组织含量越多，斑块的回声越强。其中，钙化病变的回声最强。IVUS图像上通常将斑块内的回声与血管周围代表外膜、外膜周围组织的回声进行比较，以确定斑块的"软硬"程度。软斑块指斑块的回声较其周围的外膜组织要弱，通常软斑块内脂质含量较多。然而，斑块内的坏死带、斑块内容物溢出后留下的空腔、壁内出血、血肿或血栓等也可表现为低回声，应结合临床情况进行判断。"纤维化"斑块的回声强度中等，与外膜相似，回声密度介于软斑块和钙化斑块之间。"钙化"病变回声最强，并伴有下方的声影，钙化病变可分为表浅和深部钙化。一般将纤维性斑块和钙化斑块均称为硬斑块。混合性斑块是指斑块含有一种以上回声特性的组织，也有人将其描述为纤维钙化斑块或纤维脂质斑块。血栓性病变在IVUS检查中常表现为管腔内的不规则团块，可表现为分层、分叶的形态，回声较弱，通常表现为不均匀的形态，伴有斑点状或闪烁状回声。此外，血栓组织与原有的斑块组织可呈分层现象，两者的回声密度可有明显的差异。

在IVUS图像上，根据斑块在管壁上的分布，将病变进一步分为偏心性和向心性。具体而言，若斑块最厚部分的厚度超过最薄部分的两倍，或管壁上存在无斑块的区域，视为偏心性斑块，相反则视为向心性斑块。

虚拟组织学IVUS采用四种颜色代表四种不同性质的病变：深绿色代表纤维性病变，浅绿色代表纤维–脂质性病变，白色代表钙化性病变，红色代表坏死组织。与病理研究相比，虚拟组织学IVUS有良好的相关性。虚拟组织学IVUS在帮助识别不同性质的病变方面更直接，可定量识别，尤其在易损性斑块的识别和研究中具有特殊的应用价值。

（2）IVUS图像的定量测定：IVUS图像上有两个非常清晰的声学界面。一是内膜和管腔之间，二是中层和外膜之间，代表外弹力膜（external elstic membrane，EEM），这两个分界线是进行测量的主要参考。IVUS上将内膜表面所包含的面积定义为管腔面积，外弹力膜内包含的面积定义为血管面积（cross sectional area，CSA）（EEM CSA）。在IVUS图像上很难确定内弹力膜的位置，因此无法测定组织学上斑块的面积（即以内膜表面和内弹力膜为边界的面积），常利用EEM CSA和管腔面积计算得到的面积（斑块+中膜）来替代斑块面积。由于中膜面积所占的比例很小，因此对实际斑块面积的测定影响较小。最小管腔直径和最大管腔直径分别指经管腔中心测定的直径的最小值和最大值，用同样的方法测定最小和最大血管直径（以 EEM 为界）。

斑块负荷与管腔的面积狭窄率有所不同，前者指同一截面上斑块在血管面积中占的比例，后者指与参照节段比较得出的管腔狭窄程度。当病变部位发生明显的正性重构，即血管发生代偿性扩张时，通过 IVUS 测定得到的斑块负荷要大于面积狭窄率。评价血管重构的 IVUS 参数为重构指数（remodeling index，RI），RI 是指病变处 EEM CSA 与参照血管平均面积之比。一般将病变处近端和远端 10 mm 内最接近正常的部位（管腔面积最大处）作为近端和远端参照血管，病变处和参照血管之间无大的血管分支汇入，参照血管平均面积为近端参照血管 EEM CSA 和远端参照血管 EEM CSA 之和的平均值。RI 大于 1 为正性重构，RI 小于 1 为负性重构。

钙化病变可依据钙化组织在周长上所占的象限进行半定量测定。钙化分度：0° 为无钙化；Ⅰ度范围为 1°～90°；Ⅱ度范围为 91°～180°；Ⅲ度范围为 181°～270°；Ⅳ度范围为 271°～360°。

（3）心肌桥的 IVUS 图像：心肌桥是比较常见的先天性冠脉解剖变异，它是冠脉或其分支的某个节段行走于室壁心肌纤维之间，在心脏收缩时出现暂时性管腔狭窄甚至闭塞，舒张时冠脉管腔的受压减轻，造影上呈现"挤奶"现象。行走于心肌下的冠脉称为壁冠状动脉，行走于其上方的心肌为心肌桥。有研究报道了心肌桥的 IVUS 特征，这些特征表现为壁冠状动脉收缩期管腔缩小，而在舒张期增大。同时发现心肌桥在 IVUS 图像上具有一个特征性的半月形低回声或无回声区，这一区域紧密围绕在冠状动脉一侧。该无回声区具有高特异性和敏感性，几乎在所有的心肌桥部位均能识别，因此称为"半月"现象。

（4）IVUS 图像的伪像：IVUS 图像上导管本身或冠脉的特殊解剖特征等因素可引起一些伪像。常见的伪像有：①环晕伪像。表现为围绕超声导管的较亮回声，厚度不同使图像上导管的大小大于其实际的大小。②导丝伪像。只见于单轨很短的机械旋转型 IVUS 导管，表现为超声导管周围的管腔内强回声的点状影，后方可出现声影。③不均匀旋转伪像。会引起图像的"伸展"或压缩。④血液回声。血液的回声密度随超声换能器频率的增加和血流速度的降低而增加，须与一些回声较低的组织（如软斑块、新生的内膜和血栓）相鉴别。当病变高度狭窄、发生夹层分离或壁内血肿，血液发生瘀滞或形成"缗线"状时，此现象更显著。⑤图像的几何扭曲。当超声导管在血管内呈倾斜的角度，超声束不垂直于血管壁时，圆形的管腔可成像为椭圆形。在实际应用中，在进行图像分析时须注意应尽可能将导管放于同轴的位置。进行实时三维重建时，往往将弯曲的血管重建成直的血管。

（四）临床应用

1.诊断方面的应用

（1）造影未能检出的病变：大部分冠脉血管在发生冠脉粥样硬化病变时出现正性重构代偿管腔的丢失，导致病变早期管腔可无明显狭窄，因此冠脉造影检出早期病变的能力有限，而IVUS能在看似正常的部位检出早期的内膜增厚和斑块形成现象。

当造影结果不能解释临床症状时，如造影无明显狭窄的急性冠脉综合征等，应对临床怀疑的病变血管进行IVUS检查，这样做常能识别发病原因，避免误诊和漏诊。IVUS也可用于鉴别血管的痉挛和斑块，尤其对造影显像不满意的部位，如血管的开口处等。病变的偏心性和正性重构是造影无法识别或低估病变狭窄程度的主要原因。

（2）严重程度不明确的病变：IVUS不受投照位置的影响，能检出造影无法做出明确判断的病变，如某些特殊部位的开口、分叉处等的病变，并可阐明造影上所见的临界性病变的性质和狭窄程度。对左主干病变而言，一般认为最小管腔面积界限值为 $6.0~\text{mm}^2$ ，最小管腔直径的界限值为 $3.0~\text{mm}$ 。当测量值小于这些标准时，可认为狭窄有临床意义。相比之下，其他主要分支近端血管的最小管腔面积界限值为 $4.0~\text{mm}^2$ 。分叉处病变的处理方案因分支血管累及程度的不同而不同，造影常不能充分暴露分叉处的病变，IVUS导管可分别送入不同的分支血管，以确定分叉病变的程度和累及范围。

（3）易损性（不稳定性）斑块的检出：在斑块发生破裂并引发严重的临床事件前，其管腔的狭窄程度常不严重，因此人们期待能有新的技术提高对易损性斑块的识别能力。一般认为，病理上易损性斑块的主要特征包括：①薄的纤维帽；②斑块内含有丰富的脂质；③巨噬细胞的含量丰富。血管内超声不稳定的斑块多为偏心性软斑块，一般有薄的纤维帽，斑块内有面积较大的低回声或无回声暗区，代表脂核。纤维帽可完整，发生破裂者则纤维帽不完整，表面可出现溃疡或糜烂，则可继发血栓形成。血管内超声上判断易损性斑块的定量特征包括：斑块内脂核的面积大于 $1~\text{mm}^2$ ，或脂核占斑块的面积比大于20%，且斑块的纤维帽厚度小于 $0.7~\text{mm}$ 。

（4）斑块进展、消退的研究：IVUS的三维重建图像可用于斑块容积的定量测定,并根据与邻近结构(如分支血管等)的关系进行定位,从而实现对斑块进展和消退的定量研究。有报道经 IVUS 研究证实,采用他汀类药物进行强化降脂治疗后,冠脉粥样硬化斑块可能消退。

(5)心脏血管病变:移植心脏血管病变进展可能与慢性排斥反应有关,可影响患者的预后。在对这些患者进行导管检查时,常规进行 IVUS 检查可以检出血管病变,并准确评估其严重程度,从而指导临床预后的判断和治疗。

(6)主动脉疾病:评估主动脉夹层情况和开口位置,定量分析主动脉缩窄的部位和程度。

(7)评估慢性肺栓塞病变。

2. 在介入治疗中的应用

IVUS 通过对病变的程度、性质、累及范围的精确判断,可用于指导介入治疗的过程,帮助监测并发症。

(1)确定斑块性质和范围以帮助治疗方法的选择:IVUS 对病变性质的判断有助于治疗方案的选择。如严重的表浅钙化病变仅用球囊扩张,不但效果不佳,而且可能发生严重的夹层分离。相反,高频旋磨技术是治疗表浅钙化病变的最佳方法。对开口部位的软斑块,较适合定向旋切治疗,IVUS 可指导手术的进行。此外,对分叉病变主支和分支血管病变累及范围的精确判断,可用于指导手术方案的确定。

精确定量血管直径是 IVUS 指导介入治疗的重要依据。IVUS 可对管腔直径、狭窄程度、正常参考血管的直径及介入后管腔直径增加的程度做出正确的判断,从而选择更合适的器械。目前,药物洗脱支架(drug eluting stent,DES)应用越来越普遍,未完全覆盖病变区域被认为是 DES 植入术后支架两端边缘发生病变内再狭窄的重要原因。相较于传统的冠脉造影技术,使用 IVUS 指导显然对病变累及范围的判断更精确,因此有望显著改善介入术的效果。然而,目前还没有前瞻性研究结果表明需采用 IVUS 指导选择介入器械的大小,以提高安全性并减少远期心脏事件的发生率。

(2)研究介入治疗扩大管腔的机制:IVUS 可以直接观察到病变在介入治疗后形态所发生的改变,可用于研究介入治疗后管腔扩大的机制。例如,对大多数患者来说,球囊扩张所引起的夹层分离是其扩大管腔最主要或唯一的机制。此外,斑块的"挤压"或再分布所引起的管腔扩大并不常见,定向旋切和高频旋磨扩大管腔的主要机制是斑块的消除。相比之下,支架植入术后管腔扩大最显著。

(3)指导介入治疗的过程:支架植入术是目前临床应用最多的介入治疗技术。

造影剂可充填支架和管壁之间微小的间隙，这使得造影无法识别支架的贴壁不良情况。因此，即使支架在扩张过程中存在不对称性，其造影结果也可表现为良好的形态。研究显示，如果 IVUS 证实支架放置非常理想，则可安全地降低全身抗凝的水平。关于 IVUS 的研究结果推动了临床上支架植入术方法的改进，即常规使用高压球囊扩张以使支架完全扩张和贴壁。支架植入理想的 IVUS 标准：①支架贴壁良好。②支架的最小横截面积与正常参照血管 CSA（支架近端与远端 CSA 的平均值）之比大于 0.8。③对称指数（支架最小直径与最大直径之比）大于 0.7。IVUS 可用于指导定向旋切过程，避免过度切割导致血管穿孔等并发症的发生，IVUS 也可用于评价定向旋切后的效果，并指导是否需要进一步采用其他介入治疗手段。

IVUS 也可用于指导主动脉疾病的介入治疗。同时，ICUS 可用于指导先天性心脏病的经导管封堵术、房间隔穿刺术，以及房颤的射频消融过程。

（4）并发症的检测：IVUS 证实成功的球囊扩张术后，40% ～ 80% 的病变区域存在夹层分离现象，且这些夹层分离现象通常发生在软斑块、硬斑块交界处。IVUS 对夹层分离深度和范围的判断有助于指导下一步治疗方案的选择，以及支架植入的时机和植入的位置。IVUS 也可识别壁内血肿，指导采取进一步的治疗措施。

（5）晚期贴壁不良：如果支架的金属丝和管壁分离则称为支架贴壁不良，IVUS 是检出支架贴壁不良的最有效的方法。在随访过程中，发现的支架贴壁不良现象可能是植入时就存在的，这种情况往往发生于支架直径小于血管直径，或病变节段邻近血管局部存在瘤样扩张的部位，这种贴壁不良容易发生在支架的近端。晚期获得的支架贴壁不良（late acquired incomplete stent apposition，LAISA；或 late stent malapposition，LSM）则指在随访过程中新出现的。

LSM 的主要发生机制是血管 EEM CSA 的增加值超过支架周围"斑块 + 内膜"面积的增加值。裸金属支架（baremetal stent，BMS）术后 LSM 的发生率为 4% ～ 5%，DES 植入术后 LSM 的发生率明显高于 BMS。在 SIRIUS 研究中，Cypher 组 LSM 的发生率为 8.7%。发生 LSM 的部位支架内皮化不完全，可能与 DES 术后迟发型晚期支架内血栓的增加有关。

（6）支架内再狭窄的评价：IVUS 研究结果显示，支架植入术后发生再狭窄的主要机制是支架内的内膜增生。目前所用的支架很少发生弹性回缩，事实上，采用抑制平滑肌增生的 DES 在临床上取得了很好的预防再狭窄的效果。

IVUS 测定的晚期管腔丢失明显较造影评价更有说服力。支架放置位置不理想，尤其是扩张不充分，是 DES 术后发生支架内再狭窄的重要原因。DES 术后支架内最小管腔面积小于 $5.0\,mm^2$ 者发生再狭窄的可能性增加。IVUS 研究结果显示，支架内内膜增生的形式在 DES 和 BMS 之间存在显著差异。具体而言，BMS 的内膜增生在整个支架节段是均匀分布的，但 DES 对内膜增生的抑制在支架中间较两端边缘要强。尽管如此，DES 在整体上对内膜增生的抑制作用均显著强于 BMS。须指出的是，目前，IVUS 的分辨率还不足以评价 DES 术后支架表面的内皮化程度。

（五）血管内超声显像的局限性

IVUS 对图像判断依赖于相邻组织间声阻抗的差别，图像的重建是基于从组织表面反射的声波信号，而不是基于真正的组织。此外，不同组织的声学特性（回声密度）可能相同。例如，低密度的病变可能为冠脉内血栓，也可能为富含脂质的软斑块。IVUS 不能准确地识别血栓，作用不如血管镜。IVUS 的分辨率有时不足以检出较小的斑块纤维帽的破裂、支架的内皮化情况等，而新型成像技术，如光学相干断层扫描（optical coherence tomography，OCT）的分辨率是目前所用的 IVUS 导管分辨率的近 10 倍，可达到 $10\,\mu m$，能够检出细微的斑块破裂。但行 OCT 检查时须暂时阻断血流，这可能加重或诱发心肌缺血；且 OCT 不能用于开口病变的检查。此外，OCT 的穿透力有限，有时无法观察到整个血管的形态。

二、冠脉内多普勒血流速度描记

（一）仪器和原理

多普勒血流测定仪器由两部分组成：一是信号处理仪器，它发射和接收来自多普勒探头的信号并处理得到血流速度和其他参数，配备有显示、存储和打印设备；二是送入冠脉的多普勒导管或导丝。早期主要采用 3 F（1 mm）多普勒导管，目前已经被多普勒导丝取代。多普勒血流描记仪器主要为 VALCANO 公司生产的 FloMap，多普勒导丝 FloWire(r) 顶端的换能器发射并接收反射回的多普勒超声信号，传到仪器中，经快速傅里叶转换，以频谱的方式将血流速度显示在监视器上，可提供的参数包括平均峰值血流速度、舒张期和收缩期流速之比、近远端流速比和血流储备（coronary flow reserve，CFR）。新一代 ComboMap 仪器可同时兼具血流测定和压力测定的功能，通过内置的多普勒导丝和压力导丝实现这两项测量。此外，市场上还推出了可同时测定血流速度和压力的导丝。

多普勒导丝 FloWire（r）为柔软、容易操作的导引导丝，顶端安装压电晶体，频率为 12～15 MHz，直径为 0.018 英寸或 0.014 英寸，顶端可为直型或预塑成 J 型。取样容积位于导丝顶端前方 5.2 mm 处，能精确测定高达 4 m/s 的血流速度。

冠脉内多普勒血流速度测定的原理是多普勒效应。根据多普勒效应，当多普勒信号到达移动的靶物质（如冠脉内的红细胞）后，探头接收到的反射频率与探头的发射频率之间会产生差异，即多普勒频移。根据多普勒频移，可通过多普勒方程计算血流移动的速度。

随心肌需氧量的增加，冠脉扩张而血管阻力下降，血流量增加。在冠脉阻力血管最大限度扩张情况下血流增加的能力即为冠脉 CFR。理论上，在冠脉血管的横截面积保持恒定的情况下，冠脉血流速度的变化程度和血流量的变化程度是相同的。因此，测定阻力血管最大限度扩张状态（即充血状态）下血流速度的储备可以反映血流量的储备，此时 CFR 的定义为充血状态与基础状态下的血流速度之比。当心外膜血管存在限制血流的狭窄病变时，远端的微血管扩张以维持静息状态下的基础血流，但最大充血状态下的血流会受到狭窄的影响，CFR 会降低。同样，微血管功能障碍也可导致冠脉循环血流增加能力受限，CFR 同样会降低。因此，CFR 可反映冠脉循环的功能和心肌的血流情况。

（二）检查方法

冠脉造影后，将指引导管放置到冠脉口，一般在冠脉内注射硝酸甘油后，将多普勒导丝送至冠脉内，注意多普勒探测的范围是其前方 5 mm 左右。一般检查血管狭窄病变的远端、狭窄部位和近端的血流情况，加以对比分析。须将导丝顶端放在病变远端至少 2 cm 的位置，以尽量减少狭窄后的血流涡流或跨狭窄射流的影响，避免将导丝放在冠脉的分叉部位和开口位置。理想的多普勒血流频谱信号在每个心动周期中呈较密的、易重复的、规则的频谱包络线，同时可清晰地听到多普勒声音。

在测定 CFR 时，先记录基础状态的血流参数，然后给予冠脉阻力血管扩张药物，待阻力血管达到最大限度扩张后，记录充血状态的血流参数，仪器可自动得出 CFR。在重复测定时，可采用趋势显示的模式，待观察到冠脉血流速度恢复到基础状态时，可再次重复进行血流储备的测定。

（三）临床应用

冠脉血流储备可用于在导管室内评估冠脉循环的生理功能，在临床诊断和介入治疗中均有应用价值。

1. 诊断方面应用

（1）冠脉微循环功能的评价：X 综合征的定义并不统一，传统上指有胸痛和心肌缺血的客观证据（运动试验阳性），但冠脉造影正常，且排除冠脉痉挛。越来越多的研究者认为，X 综合征的主要机制为冠脉微循环功能受损导致的心肌缺血，故称为"微血管性心绞痛"。因此，诊断 X 综合征的"金标准"应是在冠脉造影心外膜血管正常的情况下，发现 CFR 降低。

（2）心肌梗死：急性心肌梗死直接介入治疗术后，心外膜血流可恢复至 TIMI3 级，但仍可能存在微血管功能障碍。研究显示，心肌梗死后急性期和恢复期梗死相关冠脉的血流速度、血流形式及 CFR 的变化，与心肌灌注和 ST 段的恢复有关，能预测微循环和收缩功能的恢复情况。

（3）旁路搭桥术：成功的旁路搭桥术可使冠脉的血流储备恢复正常。静脉桥和动脉桥血管在静息状态下的血流形式存在差异，这可能是影响两者远期通畅性不同的因素。

（4）心脏移植：移植心脏冠脉 CFR 的改变可能有助于识别排斥和弥漫性的冠脉粥样硬化，用于指导这些患者的干预性治疗。

（5）研究血管活性药物、体液因素等对冠脉血流的影响：联合应用冠脉内超声和多普勒血流测定的研究显示，硝酸甘油和麦角新碱主要影响心外膜冠脉，而腺苷主要影响阻力血管。

（6）研究心肌桥对冠脉血流和储备功能的影响：心肌桥近端冠脉内血流频谱可出现特异性的指尖现象和收缩期逆向血流，硝酸甘油可激发收缩期逆向血流，心肌桥远端 CFR 可降低。

2. 在介入治疗中的应用

（1）评价临界病变：临界病变的处理是临床上的难题，须结合患者的临床症状、病变的性质和功能综合考虑。CFR 是评价中度狭窄或临界狭窄病变生理意义的可靠方法。CFR 能识别"罪犯"血管，指导临床进行有针对性的介入治疗。跨狭窄速度阶差和（或）CFR 正常提示狭窄病变对血流无限制作用，对这样的病变推迟介入治疗是安全的。微血管功能障碍可能和冠脉狭窄病变同时存在，加重 CFR 的降低，因此相对 CFR，rCFR（rCFR，即病变血管狭窄远端 CFR 与同侧正常冠脉 CFR 之比）可能较 CFR 更准确地反映狭窄病变对血流影响的程度。rCFR 的正常值为 1，一般取 0.75 作为界限值，rCFR 小于 0.75 时和负荷心电图、超声心动图或放射性核素检出的心肌缺血相关性良好，可作为临界病变须干预的参考。

（2）评价介入治疗效果：冠脉血流速度可用于评价介入治疗的结果。有报道称，在成功的球囊扩张、定向旋切、高频旋磨术等介入治疗后，平均峰值血流速度以及舒张期和收缩期流速之比能恢复正常水平。然而，CFR 完全恢复的情况并不常见，但是植入支架术后，CFR 能得到进一步的提高，从而改善冠脉血流状况。

介入治疗术后即刻 CFR 不能恢复正常的原因很多，其中微血管功能障碍是原因之一。此外，在介入治疗过程中，可能诱发远端血管的微栓塞或引发反应性充血状态，使基础状态下的血流速度增加，从而降低 CFR。这种情况下，随访过程中 CFR 可能会进一步增加。

（3）并发症监测：冠脉内多普勒血流测定技术还可用于监测并发症。FloMap 可设置为趋势模式，以连续记录冠脉血流随时间的变化。这一模式用在介入治疗后尤为重要，它能及时发现夹层分离、血管痉挛、血小板聚集或血管张力变化等因素所引起的造影上不明显的血流受损。对血流不稳定的患者采用放置支架或强化抗血小板治疗，可能改善其预后。可采用多普勒血流监测存在"无复流"高风险者的介入治疗过程，并评价冠脉内注射维拉帕米等治疗措施对血流恢复的作用。

（四）局限性

多普勒的局限性在于，其测定的是冠脉血流速度的变化，而不是血流量的变化。血流速度的储备反映血流量储备的前提是，基础和充血状态下冠脉的横截面积保持恒定。CFR 的影响因素较多，所有影响基础平均峰值血流速度和充血平均峰值血流速度的因素均可以影响 CFR。除了狭窄病变限制血流引起 CFR 降低，微循环功能障碍也会导致 CFR 降低。微血管功能障碍和狭窄病变同时存在时，也会影响 CFR 对病变狭窄程度的判断。CFR 可能对血流动力学条件的变化比较敏感，如心率、血压和心肌收缩力均可能影响 CFR。rCFR 则不受微血管功能的影响，可用于更精确地评价狭窄病变的生理意义。另外，CFR 还缺乏明确公认的正常值。在急性心肌梗死的患者行介入治疗中，因为这些患者相关冠脉的 CFR 是受损的，所以 CFR 在评价残余狭窄的功能意义方面的作用较小。

此外，冠脉内多普勒血流测定容易受技术因素的影响，如导丝头端的位置、冠脉的扭曲及信号的稳定性等，不能用于同一血管多处病变的评价。处于研究阶段的冠脉阻力指标应较 CFR 更能反映微循环功能。

第三章 呼吸系统疾病的 X 线诊断

第一节 弥漫性肺部病变

一、亚急性或慢性血行播散性肺结核

（一）临床特点

亚急性或慢性血行播散性肺结核多见于成年人，为较长时间内多次少量的结核菌侵入所引起。患者常表现出低热、咳嗽、消瘦等症状。病理上，该类病灶以增殖病变为主。

（二）X 线表现

（1）病灶主要分布于两肺上、中肺野，分布不均匀，锁骨下区病灶较多，有时以一侧上、中肺野为主。

（2）病灶结节大小极不一致，粟粒样细结节、粗结节或腺泡样结节同时存在。

（3）结节密度不均匀，肺尖、锁骨下区结节密度高，边缘清楚，可有部分纤维化或钙化；其下方可见增殖性病灶或斑片状渗出性病灶。

（4）病变恶化时，结节融合扩大，溶解播散，形成空洞，发展为慢性纤维空洞性肺结核。

（三）鉴别诊断

亚急性或慢性血行播散性肺结核的特点是"三不均匀"（分布、大小、密度），多位于两肺上、中肺野。病灶结节大小不等，部分病灶可融合，并可能经历干酪样坏死、增殖、钙化、纤维化、空洞的过程。在诊断时，需与常见的粟粒型支气管炎、肺泡细胞癌、尘肺病（肺尘埃沉着病），以及含铁血黄素沉着症等相鉴别，参照急性血行播散性肺结核的鉴别原则与方法进行鉴别。

（四）临床评价

亚急性或慢性血行播散性肺结核起病较缓，症状较轻，X 线胸片呈两肺上、

中肺野为主的分布不均、大小不等和密度不同的粟粒状或结节状阴影，新鲜渗出与陈旧硬结和钙化病灶并存，结合实验室检查一般诊断不难。HRCT对于细微钙化影有助于诊断。

二、肺泡细胞癌

（一）临床特点

肺泡细胞癌为多发性的细支气管肺泡癌，癌肿起源于细支气管上皮或肺泡上皮，女性患者多于男性，发病年龄在30～60岁，病程进展快。细支气管肺泡癌分为三种类型：弥漫型、结节型和浸润型，临床工作中以弥漫型多见。该病临床症状有胸痛、顽固性咳嗽、呼吸困难，痰液量多且呈黏稠泡沫状。本病的临床表现复杂，易误诊为肺转移癌。

（二）X线表现

肺泡细胞癌为两肺弥漫、大小不一的结节影，轮廓模糊，细如粟粒，粗似腺泡样结节，一般在肺门周围较多地密集，8%～10%的病例可伴有血胸。有时可表现为小叶性肺炎样浸润粗大斑片影，直径为1～2 cm，边缘模糊；有时亦可表现为巨大球状肿块影，边缘呈分叶状，直径为2～6 cm，类似周围型肺癌。

（三）鉴别诊断

弥漫型肺泡细胞癌需与血行播散性肺结核相鉴别，后者病灶直径较小，多为1～2 mm，且大小一致，分布均匀，密度相同。该病还需与肺转移灶相鉴别，特别是患者有肺外肿瘤病史的情况下，应首先考虑转移瘤的可能性。肺转移瘤病灶大小不等，轮廓整齐，多分布于两肺中下部，病灶无支气管充气征。尘肺病也是需要与弥漫型肺泡细胞癌鉴别的另一种疾病，其特征是患者有职业病史，除了弥漫性结节状病灶，还伴有肺纹理明显增多和紊乱，交织成网状，肺门影增大，甚至出现壳状钙化。此外，还需与肺寄生虫病、结节病相鉴别。

浸润型肺泡细胞癌病变与肺炎渗出性病变相似，但后者变化快，经过有效治疗后，短期内病灶明显吸收消失。

（四）临床评价

结节型肺泡细胞癌表现为孤立球形阴影，轮廓清楚，与周围型肺癌的X线表现相似，且空泡征在此型肺癌中较多见。相比之下，浸润型与一般肺炎的渗出性病变相似，轮廓模糊，病变可呈片状，且可累及一个肺段，甚至整个肺叶。

病理上，细支气管肺泡癌的组织沿肺泡壁生长蔓延，然后向肺泡内突入。这一过程中，肿瘤组织和分泌物可压迫和填塞肺泡腔和外围细小支气管，值得注意的是，较粗的支气管腔仍要保持通畅。因此，在病变范围内通常夹杂未实变的肺组织，其密度不均匀，并常见支气管充气征。弥漫型肺泡细胞癌表现为两肺广泛结节状病灶，直径多为 3～5 mm，密度均匀，边缘轮廓较清楚。随着病变的发展，病变有融合的趋势，可能形成团块状或大片状实变阴影。在这些实变阴影中，可见支气管充气征。

三、特发性肺间质纤维化

（一）临床特点

特发性肺间质纤维化主要是原因不明的弥漫性肺间质纤维化，亦可能是一种自体免疫性疾病。由于主要病理改变，肺泡壁的炎性细胞增多，继而纤维化，因此本病又称为纤维化性肺泡炎。男性患者多于女性，症状主要包括进行性气短、咳嗽、胸闷、胸痛，如伴有继发感染，可有发热和咳脓性痰的情况。病程除了少数急性者，多数为数年至十数年的慢性过程，最终可导致肺动脉高压与右心衰竭而死亡。

（二）X 线表现

本病最早期的 X 线表现为细小的网状阴影，以下肺多见，此时患者可无症状，而肺功能检查已有异常表现，为肺弥散功能减退。后逐渐变为粗糙的条索状阴影，交织成粗网状影，使两肺表现为弥漫性条索状阴影与网状影相互交织。肺纹理增多并增粗，其延伸范围扩大至外带，同时呈广泛的蜂窝样结构，其中含有无数直径为 3～10 mm 的囊壁透亮区，这些囊壁多数较厚。在某些情况下亦可见到直径为 3～5 mm 的结节影，或呈细颗粒状的磨玻璃样阴影。晚期由于继发感染，可伴有炎症性的模糊片状影，以及右心室肥大的征象。此外，如肺部出现弥漫性肺间质纤维化蜂窝样改变，而不能以肺源性疾病或尘肺病解释时，应多考虑本病。

（三）鉴别诊断

患者的胸片上突出表现为两侧中、下肺野弥漫性肺间质纤维化。原发性弥漫性肺间质纤维化是导致肺部弥漫性间质纤维化的疾病之一，其病因尚未明确。对该病的诊断必须慎重，首先要排除其他疾病导致的肺间质纤维化，才可考虑本病的可能。

（四）临床评价

本病的 X 线征象没有特征，需结合临床表现进行诊断。患者可能出现气急、咳嗽、体重减轻和乏力等症状，一般痰量不多，可伴有血丝。此外，患者可出现发绀和肺动脉高压，最终发展为肺源性心脏病，常伴有杵状指。肺功能检查最显著的改变表现为肺弥散功能减退。HRCT 检查有助于本病的诊断，但是患者确诊往往依赖纤维支气管镜肺活检。

四、尘肺病（肺尘埃沉着病）

（一）临床特点

尘肺病患者有长期接触粉尘的职业病史。病变以肺间质纤维组织增生为主，细支气管及血管周围纤维增生，肺泡壁及小叶间隔增厚，胸膜亦见增厚、粘连，并有结节形成，支气管肺门淋巴结轻度或中度肿大。病变常自两下肺开始，逐渐向上肺发展。临床上，患者可有胸痛、咳嗽、气短等症状。

（二）X 线表现

两肺纹理普遍增多、增粗，呈现扭曲紊乱状态、粗细不匀，并伴有蜂窝样网状纹理，这些纹理改变伸展至两肺外带。两肺纹理间斑点弥漫分布，大小不等，直径为 2～6 mm 的圆形或不规则形致密斑点影。结节的分布可以表现为均匀聚集或不均匀的散在，有时部分斑点可融合成团块状。两侧肺门影增宽而致密，可伴有蛋壳样钙化淋巴结影。网状影可出现于整个肺野，同时胸膜可出现增厚钙化现象，形成胸膜斑和胸膜钙化区域。胸膜斑好发于第 7 至第 10 肋侧胸壁及膈肌腱膜部，表现为胸膜壁层胼胝样增厚现象，并伴有凸向肺野的圆形或不规则形结节，这些结节可出现在一侧或双侧，但不对称。胸膜斑内可有线状、点状或不规则形钙化。胸膜斑发生于膈肌腱膜及纵膈胸膜，致使心缘模糊、毛糙，这一现象称为"蓬发心"。肺和肋膈角胸膜极少累及，有时可有少量胸腔积液。硅酸盐肺患者易并发肺癌或胸膜间皮瘤，必须密切注意观察。

早期尘肺病（尘肺病 I 期）结节影局限于中、下肺野的第 1 至第 2 个肋间隙范围内，往往在右肺先发现结节影。中期尘肺病（尘肺病 II 期）结节影大量增多，弥散于全肺野，自锁骨下区至膈面均有结节影，唯两侧肺尖区往往清晰而有气肿，结节极少或无。肺底区亦有气肿，两侧膈面常见有幕状胸膜粘连。晚期尘肺病（尘肺病 III 期）可见两肺上叶结节融合为直径 3～4 cm 的纤维肿块影，两侧呈对称或不对称存在。

（三）鉴别诊断

尘肺病 X 线表现为两肺有广泛的肺纹理改变、纤维条纹及网状阴影，使整个肺部都像蒙上一层窗纱，或呈磨玻璃样。尘肺结节的分布呈散在性，形态不规则，密度较高，边缘较锐利，肺内有散在局灶性肺气肿透明区域。如果 X 线片上出现上述改变，在未了解到职业史的情况下，尚需与急性血行播散性肺结核、肺炎、恶性肿瘤、寄生虫病、肺泡微结石症、含铁血黄素沉着症等相鉴别。急性血行播散性肺结核的结节状影直径一般为 1～2 mm，大小一致，分布均匀，密度相同，肺纹理增加不明确。肺炎临床有感染症状与体征，结节状影边缘模糊。细支气管癌的结节较大，直径一般为 3～5 mm，痰液细胞学涂片检查可多次找到癌细胞，无粉尘接触史。血行肺转移瘤，一般结节较大，且肺外围分布较多，有肺外恶性肿瘤病史。寄生虫病根据疾病流行区、接触史、粪便培养、血清学检查可诊断。肺泡微结石症的胸片，肺纹理不能显示，沙粒样钙质密度影，多孤立存在，不融合。含铁血黄素沉着症有原发和继发两种，前者发病年龄在 15 岁以下，反复咯血；后者多有心脏病史，尤其是二尖瓣狭窄的患者，有左心衰竭、肺静脉高压，两者可相鉴别。

（四）临床评价

本病患者一般年龄较大，发病缓慢，患者身体情况尚可，主要表现为气急现象，咳嗽但痰不多。晚期患者有杵状指及肺源性心脏病症状。实验室检查一般无重要发现。当患者出现两肺弥漫性肺间质病变时，应详细询问其职业史，如有明确的粉尘接触史，应考虑本病的可能性，及时移交至职业病鉴定相关机构。HRCT 检查对本病的鉴别诊断有帮助。

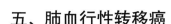

五、肺血行性转移癌

（一）临床特点

肺血行性转移癌多见于血供丰富的原发肿瘤（如甲状腺癌、前列腺癌、绒毛膜癌），或见于原发支气管肺癌，癌肿可沿肺动脉播散，引起大量的癌细胞转移。临床症状有咳嗽、咯血、呼吸短促、发绀等。

（二）X线表现

两肺有弥漫分布的细结节影，形状大小不一，分布密集，在中、下肺较上肺多些，结节边界模糊，但肺尖区常无结节，这点可与血行播散性肺结核相鉴别。同时，肺纹理一般性增强，可并发胸腔积液。

（三）鉴别诊断

肺血行性转移癌应与急性血行播散性肺结核、尘肺病、粟粒型支气管肺炎以及含铁血黄素沉着症等相鉴别。

急性血行播散性肺结核的早期 X 线片显示两肺肺野呈磨玻璃样密度增高，两肺从肺尖至肺底均匀分布、密度相似、大小一致的粟粒样结节，即"三均匀"特征。本病结节边缘较清楚，如结节为渗出性或结节融合时，边缘可模糊。正常肺纹理被密集结节遮盖而不能显示，可有肺门或纵隔淋巴结增大。

尘肺病有明确的职业病史，X 线平片显示肺纹理增粗增多、紊乱扭曲、粗细不匀，甚至中断消失，并有蜂窝网状纹理。肺纹理间有大小不一、边缘清晰、直径为 2～6 mm 的结节影，密度较高，结节按支气管走向分布，可均匀的成堆出现或不均匀的散在出现。一般结节影变化非常缓慢，逐渐增大，密度增高，直至出现融合现象。此外，一般都有弥漫性肺气肿改变。

粟粒型支气管肺炎又称小灶性支气管肺炎，病原体常由支气管侵入，引起细支气管、终末细支气管及肺泡的炎症。本病多见于婴幼儿，病情严重，有咳嗽、咳痰、气促、高热等症状，X 线平片显示两肺野呈广泛分布的模糊粟粒状结节影，以两下肺及内带较密。本病行抗感染治疗，病灶吸收消散较快、病程较短。实验室检查白细胞计数值明显升高，血沉正常。根据以上几点可与肺血行性转移癌相鉴别。

肺含铁血黄素沉着症为肺内多次少量出血，血液吸收后肺泡内吞噬细胞内有含铁血黄素沉着。本病多见于有心脏病病史的患者，也可为特发性，或并发肾小球肾炎。X 线平片多表现为双肺中、下叶弥漫性结节影，密度较高，边缘清晰，阴影长时间无变化。

此外，有时本病尚需与细菌和病毒感染、寄生虫病、肺泡微结石症、新生儿肺透明膜病及肺泡蛋白沉着症等相鉴别，可结合肺血行性转移癌 X 线影像学特点、临床病史及实验室检查进行区别。

(四) 临床评价

肺部是发生转移性肿瘤最多的部位，其他脏器的恶性肿瘤均可以通过血液或淋巴系统转移至肺部。因此，肺血行性转移癌患者常有肺外恶性肿瘤病史。肺血行性转移癌在未行治疗前，一旦发现进展迅速，病灶数量与大小在半个月至 1 个月内即可显著增加。有时初诊往往误诊为血行播散性肺结核，在发现原发肿瘤或在积极抗结核治疗下，弥漫性病变不但不见缓解，反而进展恶化，则应高度怀疑转移癌的可能。此外，甲状腺癌用放射碘治疗、子宫绒毛膜癌用抗癌药治疗，肺部粟粒型转移灶可全部吸收治愈。

第二节　肺内孤立性和多发性球形病灶

一、周围型肺癌

(一) 临床特点

肺癌大多起源于支气管黏膜上皮，少数起源于肺泡上皮及支气管腺体，也称为支气管肺癌。近年来，肺癌的发病率明显增高，位于各恶性肿瘤的前列。本病多发生在 40 岁以上的成年人身上，男性患者发病率高于女性，但近年来女性的发病率也明显升高。

周围型肺癌是指发生于肺段以下支气管直到细小支气管的肺癌，位于肺中间带及周边部，在肺内形成肿块，以腺癌及鳞状细胞癌多见。临床表现为咳嗽、咳痰、痰中带血，也可无任何临床症状，多数患者临床症状出现较晚。发生在肺尖部的肺上沟瘤可有霍纳综合征，部分病例可伴有关节肿痛及内分泌紊乱症状。本病真正的病因至今仍不完全明确。大量资料表明，长期大量吸烟，特别是多年每天吸烟 40 支以上者，其肺癌的发病率是不吸烟者的 4 ～ 10 倍。人体自身的免疫状况、代谢活动、遗传因素、肺部慢性感染等也可能对肺癌的发病产生影响。同时，环境污染也是肺癌发病的一个重要因素。

肺癌分为小细胞及非小细胞肺癌，非小细胞肺癌又分为鳞状细胞癌、腺癌、复合癌和大细胞未分化癌。目前，临床将肺癌分为常见的四种类型：①鳞状细胞癌：肺癌中最常见的类型，多见于 50 岁以上男性，以中央型肺癌最为常见。放化疗敏感，先淋巴转移，血行转移较晚。②小细胞癌：发病率相对较低，多见于较年轻的男性，以中央型肺癌最为常见。虽然对放化疗敏感，但是预后差，且较早发生转移。③腺癌：发病率相对较低，多见于较年轻的女性，以周围型肺癌最为常见。预后一般，较早发生血行转移。④大细胞癌：肺癌中最少见的类型。预后最差。

（二）X 线表现

早期肿块较小，直径多在 2 cm 以下，显示密度较低、轮廓模糊的阴影，平片与炎症相似；癌肿若继续发展，可成为 3 cm 以上较大的球形或圆形块影。本病可有以下征象。

（1）单发性肿块阴影，直径一般为 2 ～ 6 cm，以 3 ～ 4 cm 者多见。

（2）肿块影密度较高，多数比较均匀，部分呈结节堆积而浓淡不均。部分患者可有空洞形成，洞内壁不规则，可见壁结节，少见气液平；以鳞状细胞癌多见。X 线片上少见瘤内钙化。

（3）肿块边缘多数有分叶征或脐样切迹，也可呈边缘光滑的球形阴影。肿块影周边较模糊及毛刺是重要 X 线征象之一。

（4）瘤体周边可有斑片状阻塞性肺炎阴影。

（5）胸膜下肿块易引起胸膜增厚及胸膜凹陷，也可有肋骨破坏。

（6）胸内转移时可有胸腔积液，肺门及纵隔淋巴结肿大。

（7）CT 检查能更清晰地显示瘤周征象和瘤内结构，对确诊及检出转移灶有极大帮助。

（三）鉴别诊断

周围型肺癌的诊断要点是在外围肺组织内发现结节或肿块，直径 3 cm 以下者多有空泡征、支气管充气征、分叶征、毛刺征、胸膜凹陷征等；直径较大者可有分叶征，肿块内可发现癌性空洞。周围型肺癌须与结核球、支气管肺囊肿、肺炎性假瘤、肺脓肿等相鉴别。

①结核球：结核球周围伴有小结核病灶，这些被称为卫星灶；同时，可能还存在其他结核依据，如对侧或同侧其他部位有结核病变，或有结核性胸膜炎等。

结核球有时可见外围粗长的毛刺，由周围指向中心，毛刺靠近病灶边缘常中断，这是由于病灶周围纤维化形成。有时病灶边缘呈浅小的分叶状。

在结核球形成过程中，由于结核组织的融合与浓缩，在瘤体周围可形成 1 ～ 2 cm 的环形透光影，这一现象被称为月晕征，病变多位于上叶尖后段的肺表面部位。结核球的发展较慢，在观察复查过程中，多数患者无增大或增大不明显的情况。若 1 年以上观察无大小改变，基本可诊断为结核球。癌性空洞是癌组织液化坏死并经支气管排出后形成的。肺癌空洞较肺结核空洞少见，其特征常为偏心性、壁厚、内壁凹凸不平，外壁可见分叶和毛刺征象。当观察到有肋骨、胸椎等骨骼侵蚀或转移时，肺癌的诊断就更为可靠。而肺结核空洞周围有卫星病灶，可有支气管引流，洞壁一般比较光滑。依靠上述征象，结核球可与周围型肺癌相鉴别。

②支气管肺囊肿：在 X 线上表现为圆形、椭圆形阴影，单发或多发薄壁透光区，呈卷发状、蜂窝状阴影；虽反复感染，但病灶部位不变，其他肺野无新病灶出现。充分了解患者病史，一般鉴别诊断不困难。

③肺炎性假瘤：在组织结构上主要为成纤维细胞、大量的血管组织和各种炎性细胞的混合。本病的病因尚不完全明确，多数学者认为是炎性病变修复改变所形成的。X 线显示，肺内有团块状阴影，其密度较高且均匀，边缘整齐。这些肿块直径多数为 2 ～ 4 cm，个别患者可以超过 4 cm，最大者可达 10 cm。值得注意的是，肿块不出现空洞，一般肿块邻近肺野清楚，无炎性病变，也无胸膜改变。它们大多发生于肺表浅部位，生长缓慢，甚至无变化。极个别患者表现为支气管阻塞，形成肺叶不张、包裹性肿块，甚似中央型肺癌表现，会给诊断带来困难，可做进一步支气管镜检查以帮助诊断。本病变均为良性，当胸片难以定性时，可经皮穿刺活检，以确诊。

④肺脓肿：早期表现可见受累的肺段呈楔形或不规则类圆形的致密影，中心浓而周围略淡，边缘模糊，与一般肺炎实变相似。1 ～ 2 周后，致密影中出现含有液平的空洞透亮区，空洞周围有浓密的炎症浸润影。病程超过 3 个月的，往往转变为慢性肺脓肿，呈肺段性致密影，含有厚壁空洞及液平，常侵及邻近肺段，形成多房性肺脓肿。脓肿四周有粗乱的纤维条索影，病灶可继续扩大，伴有胸膜增厚。短期内随访，可显示病变的病理演化过程，可与周围型肺癌相鉴别。

其他肺孤立性球形病灶，如错构瘤、脂肪瘤、单发转移瘤等，均可表现为肺孤立性球形病灶，但这类病变都有各自特有的 X 线影像特征及典型病史。因此，综合病史及影像学特征可明确诊断。

（四）临床评价

肺癌起源于支气管黏膜上皮，向支气管腔内或（和）邻近肺组织内生长，引起相应支气管的狭窄、闭塞，导致远端肺实质的继发性改变，局部形成占位征象。同时，癌组织可侵犯淋巴和血管，通过淋巴道、血管、支气管转移扩散。常规 X 线胸片对诊断周围型肺癌有一定的局限性，特别是对早期周围型肺癌和隐匿在心影后方的病灶，有时较难发现；对于是否有肺门及纵隔淋巴结转移则更难以判断。CT 检查可弥补常规 X 线胸片的不足，并对病灶内部及周边的细节提供较多的信息，CT 增强检查和 CT 灌注成像对周围型肺癌的鉴别诊断有极大的帮助。

CT 检查对周围型肺癌的征象有以下四个方面。①肺结节界面：有毛刺征、放射冠及分叶征等。有上述征象者多支持肺癌的诊断。②结节内部征象：肺癌内部密度多不均匀；若病灶中心有坏死，可形成壁厚薄不均的空洞；肺癌还可见到结节内的空泡征、支气管充气征；肺癌内钙化则少见，仅占 2% ～ 5%。③胸膜及胸壁侵犯：病灶与胸膜间可见对诊断周围型肺癌较有特征意义的胸膜凹陷征，较大肺癌可累及邻近胸膜至胸壁，在 CT 上显示肿块与胸膜界面不清楚；有时可见肋骨破坏，胸膜面小结节。④肺内转移征象：两肺可见大小不同的结节灶，两下肺较多见。

MRI 周围型肺癌主要表现为肺内孤立性结节或肿块，在 T_1WI 呈中等信号（与肌肉相仿），T_2WI 与质子密度加权像均为高信号，显示肺内病变情况则不如 CT，而对病变向周围侵犯情况及纵隔、支气管肺门淋巴结转移情况可提供较多的信息。

周围型肺癌还可沿血管周围直接向肺门浸润，产生球形阴影与同侧肺门之间的条索状阴影。该阴影通常表现为细而紊乱并断续地引向肺门，此时肺门通常已有肿大的淋巴结出现。周围型肺癌的诊断是一个比较复杂的问题，除了充分利用多种 X 线检查手段获取材料，还应密切结合痰液细胞学涂片检查、纤维支气管镜检查及临床各方面的资料进行判断。

二、结核球

（一）临床特点

结核球（结核瘤）常为浸润性肺结核病变过程中的一种表现，病理上为局限性干酪样病灶，为纤维组织包绕的干酪样坏死团块，按形成过程分为四型。①干酪样肺炎局限而成的结核球：纤维包膜很薄，厚度仅 1 mm。②同心圆层状结核球：是结核球多次扩展后，历次形成的纤维包膜与历次扩展的厚度不等的干酪坏死层相间而成。③阻塞空洞型结核球：由于结核空洞的引流支气管完全阻塞，其内容物浓缩凝固而成。④肉芽肿型结核球：结核性肉芽肿发生干酪样坏死而形成，由数个病灶融合而成。

（二）X 线表现

结核球边缘多光滑、清晰或有索条，无分叶或仅浅分叶，偶有典型分叶；常有点状或斑点状、斑片状钙化，也可有空洞，其空洞为边缘性或呈裂隙样；大多数病例病灶周围有卫星灶，表现为致密的小或微小结节、条索状影等；有时可见肺纹理牵拉等肺结构扭曲改变。

（三）鉴别诊断

典型的结核球诊断不难，患者以往常有肺结核病史，病灶内有斑点及斑片状钙化、周围有卫星病灶是其特征性影像表现。与其他疾病的鉴别诊断详见本节"周围型肺癌"的鉴别诊断。

（四）临床特点

结核球的主要特征为球形病灶，其直径为 1～4 cm，大者可达 8 cm，个别可达 10 cm。在结核球形成过程中产生包膜，一般呈圆形或椭圆形，其边缘整齐、光滑。病灶密度较高且均匀，可有钙化、干酪样、浸润或液化，或小空洞出现。绝大多数患者结核球周围有结核病灶，即卫星灶；或有其他结核依据，如对侧或同侧其他部位有结核病变；或有结核性胸膜炎等。结核球有时可见外围粗长的毛刺，由周围指向中心，毛刺靠近病灶边缘常中断，这是由于病灶周围纤维化形成的。有时病灶边缘呈浅小的分叶状。结核球的数目大多为 1 个，有时可有几个，病变多在上叶尖后段的肺表面部位。结核球的发展较慢，在观察复查过程中，多数患者无增大或增大不明显。若 1 年以上形状和大小改变，基本可诊断为结核球。

依据上述征象可与其他病变相鉴别。在缺少特征性改变的情况下，可采取 CT 检查或经皮穿刺活检，甚至手术切除，以免延误肺癌的诊断和治疗。

三、球形肺炎

（一）临床特点

本病形态呈孤立、圆形变的肺炎，称为球形肺炎，是一种以 X 线胸片的形态表现特点而命名的肺炎。本病的临床特点为多数患者有急性炎症的表现，如发热、咳嗽、咳痰等，以及白细胞计数升高和血沉加快等检查现象，还并发患者本身的基础性疾病。本病常好发于肺门旁下叶背段或上叶后段的节段性肺炎。有人认为本病的形成机制与呼吸道吸入性有关，也有人认为是炎性渗出物通过肺泡小孔，向邻近周围肺泡呈放射状扩散蔓延而成。

（二）X 线表现

球形肺炎阴影的范围接近一个肺段，长度为 5 ～ 6 cm，呈球形，无分叶及毛刺。球形肺炎阴影的密度较淡而不均匀，深浅不一，含有隐约的透亮区，边界模糊，缺乏清晰的边缘。多数患者病灶周围及肺门方向有较长条索状阴影，所谓"局部充血征象"，提示肿块为炎症。经 2 ～ 3 周的随访复查，球形肺炎的阴影常迅速消散而被确诊。

（三）鉴别诊断

本病最主要的是与周围型肺癌鉴别诊断。有人认为 X 线胸片上球形病灶若其边缘超过一半表现模糊，这常被视为肺炎的特征性表现；相反，肺癌病灶的边缘清晰。另外，肺栓塞也不可忽视，其影像学表现可呈球形或类圆形，也是需要注意鉴别的。短时间内经抗感染治疗吸收消散，这是与其他肺内孤立性球形病变的重要鉴别点。

（四）临床评价

鉴别诊断困难时，CT 和经皮肺穿刺活检为球形病灶的确诊提供了有效的手段。CT 对病灶的密度、边缘、强化等征象显示更为确切。

四、肺脓肿

（一）临床特点

肺脓肿是多种病原菌引起的肺部化脓性感染，早期为化脓性肺炎，继而发生坏死、液化及脓腔形成。引起肺脓肿的病原菌与上呼吸道、口腔的常存菌一致，常见的病原菌有肺炎链球菌、金黄色葡萄球菌、溶血性链球菌、克雷白杆菌等。急性肺脓肿常为上述病原菌的混合感染。

肺脓肿发病机制分为三种。①吸入性：60% 的肺脓肿是由吸入口腔或上呼吸道带有病菌的分泌物、呕吐物等引起的。尤其是在口腔、鼻腔及上呼吸道存在感染灶时，以及在受寒、极度疲劳或昏迷时全身抵抗力降低、咽喉保护性反射减弱等情况，均有利于感染性分泌物的吸入。吸入性肺脓肿发生的部位与体位有关，好发于右肺上叶后段、下叶背段与左肺下叶后基底段，且右侧多于左侧。②血源性：身体其他部位感染，引发败血症的脓毒栓子经血行播散至肺，使肺组织发生感染、坏死及液化，形成肺脓肿。血源性肺脓肿多为两肺多发病灶，以金黄色葡萄球菌多见。③继发性：肺脓肿也可继发于支气管扩张、支气管囊肿、支气管肺癌等疾病。急性肺脓肿随着有效抗生素的应用、脓液的排出，脓腔可缩小而消失；若在急性期治疗不彻底，脓液引流不畅，炎症持续不退，脓肿周围的纤维组织增生使脓肿壁增厚，肉芽组织形成，病灶迁延不愈而转为慢性肺脓肿。

急性肺脓肿的表现类似于急性肺炎，如寒战高热、咳嗽、咳痰、胸痛等症状，全身中毒症状较明显等。发热 1 周后常有大量脓痰咳出，若为厌氧菌感染，则为臭痰。慢性肺脓肿有经常咳嗽、咳脓痰、血痰，以及不规则发热伴贫血、消瘦等症状，病程都在 3 个月以上，并可有杵状指。

（二）X 线表现

肺脓肿早期呈较大区域的密度增高影，边缘模糊，呈楔形的肺段或亚段实变，底部贴近胸膜。若本病进一步发展，中央出现低密度液化坏死区，经支气管排出坏死物质后，形成空洞。急性肺脓肿形成期的空洞内壁可凹凸不平，并多见气 – 液平面，近肺门侧常见支气管与脓腔相通。急性肺脓肿可伴有反应性胸腔积液和胸膜增厚，可因肺脓肿破入胸腔而形成局限性脓胸或脓气胸；短期内，病灶阴影可有明显改变（吸收缩小或进展扩大）。肺脓肿痊愈后可不留痕迹，或仅留下少量纤维条索影。慢性肺脓肿具有独特的影像学特征，主要表现为纤维厚壁空

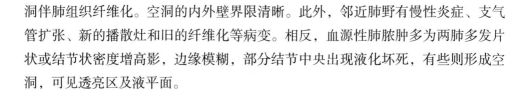

洞伴肺组织纤维化。空洞的内外壁界限清晰。此外，邻近肺野有慢性炎症、支气管扩张、新的播散灶和旧的纤维化等病变。相反，血源性肺脓肿多为两肺多发片状或结节状密度增高影，边缘模糊，部分结节中央出现液化坏死，有些则形成空洞，可见透亮区及液平面。

（三）鉴别诊断

吸入性肺脓肿需与癌性空洞及继发于阻塞性肺炎的肺脓肿相鉴别；伴有液平面的空洞时，还需与结核空洞、肺囊肿伴感染相鉴别。继发于阻塞性肺炎的肺脓肿，肺门部可见肺癌的原发病变，癌性空洞呈厚壁，外缘呈分叶状，可见毛刺、边界清晰等，可与之鉴别。结合病史分析及痰液检查，可以确诊。

（四）临床评价

大多数肺脓肿为吸入性感染所致，结合病史分析、痰液检查及 X 线影像学表现，病灶边缘模糊、洞壁光滑整齐且内部多见液平，多数肺脓肿可明确诊断。进一步行 CT 检查，可提供确定诊断和鉴别诊断的更多信息。

第四章 消化系统疾病的X线诊断

第一节 食管病变

一、食管癌

(一)临床特点

食管癌是我国常见的恶性肿瘤之一,也是引起食管管腔狭窄与吞咽困难的一种最常见的疾病。绝大多数食管癌为鳞状上皮细胞癌,食管下端也可发生腺癌。统计表明,食管癌好发于胸中段,胸下段次之,颈段与胸上段最少。

早期食管癌(限于黏膜及黏膜下层)的病理形态可分为平坦型、轻微凹陷型及轻微隆起型。随着食管癌的深层浸润及不同的生长方式,一般可分为息肉型、狭窄型、溃疡型与混合型。早期食管癌很少有症状,须做脱落法细胞学检查才能发现该病。此外,食管癌生长至一定大小,患者可出现持续性、进行性吞咽困难。一般来说,男性发病率高于女性,多见于40岁以上人群。

(二)X线表现

(1)早期食管癌:黏膜纹增粗、中断、迂曲,可见单发或多发的小龛影,局限性充盈缺损,局限性管壁僵硬。

(2)中、晚期食管癌:黏膜纹破坏,充盈缺损,管壁僵硬,管腔狭窄,通过受阻与软组织肿块等。根据大体标本,结合X线表现分述如下。

①息肉型:肿瘤以向腔内生长为主,呈不规则的充盈缺损与偏心性狭窄。也有的肿块以向腔外生长为主,犹如纵隔肿瘤,有人称之为外展型。

②狭窄型:即硬性浸润癌,以环形狭窄为主,范围为3～5cm,上段食管明显扩张。

③溃疡型:呈长条状扁平形壁内龛影,周围隆起,黏膜纹破坏,管壁僵硬,扩张较差,但无明显梗阻现象。

④混合型:具有上述两种以上的X线特征。

（3）并发症。

①穿孔与瘘管形成：仅少数病例可出现食管气管瘘，也可向纵隔穿破，形成纵隔炎或纵隔脓肿。

②纵隔淋巴结转移可出现纵隔增宽、气管受压等 X 线征象。

（三）鉴别诊断

（1）食管良性肿瘤：表现为向腔内凸出的偏心性充盈缺损，形态呈半球状或分叶状。在切线位观察时，肿瘤上端、下端与正常食管分界清楚。当钡剂通过肿瘤区域时呈偏流或分流的特征性现象。通过转动体位可发现管腔增宽，肿物不造成梗阻，上方食管无扩张现象。肿瘤局部食管黏膜皱襞展平消失，其对侧黏膜光滑完整，无破坏改变，附近食管壁柔软、光滑。

（2）贲门失弛缓症：该症的狭窄段是胃食管前庭段两侧对称性狭窄，管壁光滑呈漏斗状，食管黏膜无破坏。用解痉药可缓解梗阻症状，吸入亚硝酸异戊酯后贲门暂时舒展，可使钡剂顺利通过。

（3）消化性食管炎：易与食管下段浸润癌混淆。炎症后期瘢痕狭窄常发生在食管下 1/3 处，但仍能扩张，无黏膜破坏。食管壁因癌肿浸润而僵硬，不能扩张，边缘不规则，黏膜皱襞有中断、破坏现象。

（4）食管静脉曲张：食管静脉曲张管壁柔软，没有梗阻征象。严重的食管静脉曲张，食管张力虽低，但仍有收缩或扩张功能；而食管癌的食管壁僵硬，不能扩张或收缩，局部蠕动消失。

（5）食管外压性改变：纵隔内肿瘤和纵隔淋巴结肿大等压迫食管，产生局限性压挤，有时伴有移位，黏膜常光滑完整无中断、破坏现象。

（四）临床评价

食管癌的放射学检查主要是确定诊断及浸润范围。食管癌的中晚期 X 线改变较为明显，诊断并不困难。早期食管癌由于癌组织局限于黏膜及黏膜下层，病变表浅且范围较小，在 X 线检查中改变很不明显，极易造成漏诊和误诊，因此 X 线检查时为提高准确性，必须进行多轴透视和点片，并采取双对比造影检查，以便更清楚地显示病变区域。在诊断过程中，既要确定肿瘤类型，又要对肿瘤侵犯范围、黏膜皱襞的变化、狭窄的程度、食管壁僵硬程度等指标进行观察记录。食管周围的侵蚀及淋巴结转移则必须依靠 CT 或 MRI 检查，以便指导分期，便于临床治疗。

二、食管炎

（一）腐蚀性食管炎

1.临床特点

本病为吞服化学性腐蚀性制剂（如强酸、强碱之类）所致，轻者可引起不同程度的瘢痕狭窄，重者则可发生食管破裂而引起纵隔炎。

2.X 线表现

（1）病变较轻时，早期可见食管下段痉挛，黏膜纹尚存在，一般无严重后果。重症患者则表现为食管中段、下段甚至整个食管，都有痉挛和不规则收缩现象，边缘呈锯齿状以及可见浅或深的溃疡龛影。有时因环肌痉挛严重，下段可呈鼠尾状闭塞。

（2）病变后期，因瘢痕收缩而出现范围较广泛的向心性狭窄，狭窄多为生理性狭窄。狭窄上段食管扩张程度较轻，病变食管与正常食管之间无明确分界，呈逐渐移行性过渡。

3.鉴别诊断

狭窄上段食管明显扩张，病变与正常食管之间分界清晰。

4.临床评价

应在急性炎症消退后进行钡剂造影检查，以观察病变的范围与程度。如疑有穿孔或食后呛咳的患者，宜用碘油造影进行检查。腐蚀性食管炎后期可能发生癌变，因此定期 X 线检查对本病的随访非常重要。

（二）反流性食管炎

1.临床特点

本病是胃内容物（包括胃酸及胃消化酶）逆流到食管内，对鳞状上皮的自身性消化所致。此现象主要见于食管下段，多并发黏膜糜烂与浅表性溃疡。随着疾病发展，纤维组织增生可形成食管管腔狭窄与食管缩短。本病在临床上多见于食管裂孔疝、贲门手术后、十二指肠球部溃疡的患者。其主要症状包括胃灼热、胸骨后疼痛，且进食时加重；因食管下段痉挛与瘢痕狭窄，可有吞咽困难与呕吐等症状；严重者还可发生呕血。

2.X 线表现

（1）早期或轻度反流性食管炎，在钡剂造影时，一般只能看到食管下段痉挛性收缩，可长达数厘米，边缘光滑，有时出现第 3 收缩波而致管壁高低不平或呈锯齿状，但难以检查显示黏膜糜烂及浅小溃疡。

（2）晚期因管壁纤维组织增生及瘢痕组织收缩，可见食管下段持续性狭窄及狭窄上段食管代偿性扩大。如发现胃内钡剂向食管反流或并发食管裂孔疝，则支持反流性食管炎的诊断。

3. 鉴别诊断

本病检查结果需与浸润性食管癌相鉴别。食管癌的食管狭窄较局限，病变与正常食管之间分界明显，当服食大口钡剂时可见狭窄部位管壁僵直，表面不规则，不易扩张。而食管炎的病变食管与正常食管之间无明确分界，呈逐渐移行性过渡，狭窄部位比较光滑，偶见小龛影。

4. 临床评价

X 线钡剂检查对于判断反流性食管炎病变的有无、病变部位及病变程度、病变原因很有帮助。一般来说，采用双对比造影易发现早期的细微黏膜管壁病变，但该方法不具有特异性。诊断应结合临床病史、内镜活检及实验室检查结果进行综合诊断。

三、食管瘘

食管瘘按其病因可分为先天性食管瘘和后天性食管瘘两类。按与瘘管部位相通的器官不同，又可分为食管 – 气管瘘、食管 – 支气管瘘、食管 – 纵隔瘘、食管 – 纵隔 – 肺瘘。

（一）食管 – 气管瘘、食管 – 支气管瘘

1. 临床特点

本病主要症状为进食后呛咳、肺部感染等。

2. X 线表现

造影检查时，若见造影剂进入气管或支气管，通常容易做出诊断。但要排除各种因素所造成的造影剂自咽喉部吸入气管内的假象。结果有疑惑时，应特别注意第 1 口造影剂通过的情况及瘘管影的显示。

（二）食管 – 纵隔瘘、食管 – 纵隔 – 肺瘘

1. 临床特点

单纯食管 – 纵隔瘘少见，主要症状为高热和胸骨后疼痛。

2. X 线表现

X 线下显示纵隔阴影明显增宽，造影时造影剂溢入纵隔内，纵隔脓肿逐步增大，向肺或支气管穿通，最终形成食管 – 纵隔 – 肺瘘。本病大多继发于肺脓肿，必要时进行碘油食管造影。此方法可显示瘘管及造影剂进入肺内，从而使 X 线诊断的准确性显著提高。

四、食管重复畸形（先天性食管囊肿）

（一）临床特点

食管重复畸形又称先天性食管囊肿，是一种较为罕见的先天性消化道畸形。本病是胚胎时期原始消化管头端的前肠发育畸形所致，多位于食管中段或下段，呈囊状或管状，可与食管相通。其囊内黏膜多为胃黏膜，部分为肠黏膜、支气管黏膜组织或食管黏膜，可产生溃疡，但有时并无临床症状。食管重复又称为副食管，较大的副食管可压迫气管引起呼吸困难，或压迫食管引起吞咽困难，此外，副食管内可出现溃疡出血，甚至穿孔等症状。

（二）X 线表现

（1）正侧位胸片可见副食管呈边缘清晰、密度均匀的块影，并压迫纵隔使之移位，或突向邻近肺野。

（2）若副食管与食管相通，钡剂造影可显示副食管与食管平行，其远端为盲端，内有黏膜纹。

（三）鉴别诊断

（1）食管憩室：食管壁局限性腔外膨出，呈陷窝或盲袋状，易于鉴别。

（2）缺铁性吞咽困难综合征：有缺铁性贫血表现，内镜检查见咽下部和食管交界处附近有食管黏膜赘片形成，其特征性改变有助于鉴别。

（四）临床评估

食管重复畸形的发生可能与遗传有关。本病不仅影响食管的正常功能，而且易反复损伤，继发炎症，可能诱发恶性病变。因此，应提醒患者注意饮食方式及加强自我保护，并接受定期的追踪观察和复查，以便根据病情酌情处理。CT 和超声检查有助于本病的诊断和鉴别诊断。

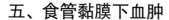

五、食管黏膜下血肿

（一）临床特点

食管黏膜下血肿主要是因动物尖锐骨性异物通过食管生理狭窄时，所产生的继发性食管黏膜急性损伤性病变，偶尔也可由烫伤或进食过快引起。在有血小板减少症、血友病或抗凝药治疗的患者中也可自发出现。本病主要发生于食管第1、第2生理狭窄处，主要症状为突发的胸骨后疼痛、呕血、吞咽痛、吞咽困难。

（二）X线表现

食管腔内黏膜层呈现轮廓光滑的圆形或椭圆形充盈缺损，其边缘清楚，形态轻度可变。若遇有血肿破裂，钡剂渗入血肿内，则在影像学上形成腔内液－钡平面或腔内囊状钡剂充填影。当钡剂渗入少并在立位时，表现为腔内液－钡平面；当钡剂渗入多或卧位时，表现为腔内囊状钡剂充填影。

（三）鉴别诊断

（1）黏膜层良性肿瘤：血肿患者有明确的尖锐异物误吞史，疼痛不适大多较广泛，或最痛点与发现病变部位一致，短期复查血肿消失或明显缩小；良性占位性病变患者无症状或症状轻微，短期复查病灶无变化。

（2）食管外压性病变或黏膜下占位性病变：通过切线位显示黏膜下层隆起性病变；血肿临床表现及病史典型，来源于黏膜层隆起性病变。

（3）食管憩室：憩室切线位于腔外，黏膜向内延伸，形态可变性大，钡剂可排空；血肿始终位于腔内，短期复查可见其变小或消失。

（4）食管内气泡：气泡多发、圆形，通过重复服钡剂，可消失或下移；血肿位置固定且始终存在。

（四）临床评价

食管黏膜下血肿多由细小血管损伤引起，血肿往往较为局限，极少引起大出血。本病根据临床表现的特点和X线影像表现，以及结合短期复查血肿变小或消失等特征，不难做出明确诊断。

第二节　胃部病变

一、慢性胃炎

（一）临床特点

慢性胃炎是成人常见的消化系统疾病，主要病理特征为黏膜层水肿、炎症细胞浸润及纤维组织异常增生等，这些变化导致黏膜皱襞增粗、迂曲，以致其走行方向紊乱。

（二）X 线表现

（1）胃黏膜纹有增粗、迂曲、交叉紊乱等改变。

（2）黏膜皱襞盘旋、严重上皮增生，以及胃小区明显延长，形成较多约 0.5 cm 的息肉样透亮区。

（3）半充盈相上胃小弯边缘不光滑及胃大弯息肉状充盈缺损，缺损形态不固定，触之柔软。

（三）鉴别诊断

胃壁僵硬、蠕动消失，胃黏膜中断破坏，充盈缺损形态恒定不变。

（四）临床评价

仅从 X 线上黏膜皱襞相的变化来诊断胃炎是不可靠的。因为部分慢性胃炎的本质为萎缩性胃炎，在增生、化生等病理过程的作用下，从肉眼及 X 线上都有肥厚性胃炎的征象。这时，仅从皱襞的宽度来判断肥厚性胃炎和萎缩性胃炎是不准确的。此外，皱襞的肥厚还受自主神经系统、黏膜肌层的收缩，以及药物作用的影响，这些因素也会导致皱襞的改变。

二、慢性胃窦炎

（一）临床特点

慢性胃窦炎是一种病因不清且局限于胃窦部的慢性非特异性炎症，是消化系统常见疾病之一。本病临床上好发于 30 岁以上的男性，表现为上腹部饱胀、隐痛或剧痛，常呈周期性发作。同时可伴有嗳气、泛酸、呕吐、食欲减退、消瘦等症状，还可表现为厌食、持续性腹痛、失血性贫血等症状。本病与精神因素关系密切，情绪波动或恐惧紧张时症状加剧，副交感神经系统兴奋时也易发作。有些胃窦炎患者，上腹部疼痛症状与十二指肠球部溃疡相似。

（二）X 线表现

（1）慢性胃窦炎表现为幽门前区经常处于半收缩或舒张不全状态，不能像正常情况那样在蠕动波接近时充分扩张呈囊状，但能缩小至胃腔呈线状。当伴随幽门痉挛时，则可造成胃排空延迟。

（2）慢性胃窦炎表现为空腹滞留，黏膜纹涂布显示不良。

（3）黏膜纹增粗、增厚及紊乱的状态，可宽达 1 cm，胃窦黏膜纹多呈横行排列。当胃黏膜息肉样改变出现靶样征时，胃壁轮廓可呈规则的锯齿状，锯齿的边缘也显得十分光滑。

（4）当病变发展至肌层肥厚时，患者常表现为卧位时胃窦向心性狭窄，此狭窄段的形态比较固定，一般可收缩至极小的状态，但不能舒张。狭窄段与正常段呈逐渐过渡的状态，或分界比较清楚。狭窄段可显示黏膜纹理，多数呈纵行。而立位观察时，形态多接近正常。

（5）胃小区的形态不规则、大小不一，胃小沟密度增高且粗细不均、变宽、模糊。

（三）鉴别诊断

（1）胃窦癌：黏膜纹显示僵硬、破坏，可伴有黏膜纹紊乱。胃窦多呈偏侧性狭窄变形，轮廓呈缺损性不规则。胃壁僵硬，蠕动完全消失，与正常胃壁边界截然、陡峭。扪诊检查，大多有质硬的肿块。

（2）胃窦炎：黏膜纹主要表现为增粗、迂曲及走行紊乱的状态，无黏膜纹僵硬、破坏；胃窦多呈向心性狭窄变形，轮廓光滑或锯齿状；病变区胃壁柔软度及蠕动存在或减弱，病变区边界常系移行性，故其边界多模糊，多无肿块。胃镜在鉴别慢性胃窦炎与胃窦癌时有优势。

（四）临床评价

常规钡剂主要聚焦于黏膜纹的改变，黏膜纹的宽度大于 5 mm，边缘呈波浪状，是诊断胃窦炎的可靠依据。而低张力气钡双重造影能显示胃小区的改变，有利于胃窦炎的诊断。临床研究表明，胃癌与萎缩性胃窦炎之间有着密切的关系。因此，对慢性胃窦炎早期诊治非常重要。而上消化道钡剂造影检查与临床体征相结合，是诊断慢性胃窦炎的可靠依据。在实际工作中，要注意将胃窦炎与胃窦癌相鉴别。

三、浸润型胃癌

（一）临床特点

浸润型胃癌是胃癌中较为少见的一种类型，癌肿主要沿着胃壁浸润性生长，胃壁增厚、黏膜面粗糙、颗粒样增生、黏膜层固定，有时伴有浅表性溃疡。根据病变范围，可分为局限型和弥漫型。

（二）X 线表现

病变范围可广泛或局限，病变区表现为胃壁僵硬、蠕动消失、胃腔缩小，以及黏膜纹破坏、紊乱，严重者如脑回状黏膜纹，可伴有不规则的潜在性龛影。充盈相上胃轮廓不规则。如病变范围广，可使全胃缩小、僵硬如皮革囊袋，故又称革囊胃或皮革胃。当幽门被癌肿浸润而失去括约能力时，则胃排空加快。个别病例可仅有胃壁僵硬、蠕动消失的表现，而黏膜纹无破坏，应加以注意。

（三）鉴别诊断

（1）角型胃：浸润型胃癌、黏膜皱襞消失、无蠕动波，且因幽门受浸润排空增快，有时可见侧门口受浸润僵硬而引起的食管扩张，而角型胃及其食管柔软，不会出现食管扩张和排空增快的现象。

（2）胃淋巴瘤：见本节"胃淋巴瘤"内容。

（四）临床评价

浸润型胃癌发病率较其他类型胃癌低，传统单对比造影检查时容易误诊为胃炎或正常状态。采用双对比检查，可降低胃张力，增加胃扩张程度，容易发现胃壁僵硬和胃腔狭窄，有利于对浸润型胃癌的诊断和鉴别。

四、胃淋巴瘤

（一）临床特点

本病起源于胃黏膜下层的淋巴滤泡组织，胃淋巴瘤沿黏膜下层浸润生长，易导致管壁增厚、黏膜粗大及肿块形成。黏膜表面可保持完整，亦可产生溃疡。患者的临床表现与胃癌相似，但胃淋巴瘤发病率相对偏低，发病年龄较年轻，临床表现主要取决于肿瘤的病理学改变及生物学特征。总的说来，临床症状不太严重，但X线已明显提示胃部病变严重，这种临床表现与X线不一致是胃淋巴瘤的一个特征。

（二）X线表现

胃淋巴瘤X线表现一般可分为六型。

（1）溃疡型：表现为龛影，其发病率较高，为最多的一种类型。溃疡的形态、大小、数目不一，多位于充盈缺损内，形态不规则或呈盘状、分叶状、生姜状等。溃疡环堤常较光滑规则，部分尚可见黏膜皱襞，与溃疡型胃癌的环堤常有明显的指压痕和裂隙征有所不同。邻近黏膜粗大而无中断破坏，病变区胃壁呈不同程度僵硬但仍可扩张，胃蠕动减弱但仍存在。

（2）肿块型：常表现为较大的充盈缺损，多见于胃体、窦部，呈分叶状，边界清楚，其内可有大小不等、形态不规则的龛影。

（3）息肉型：表现为胃内（体、窦部）多发性息肉状充盈缺损，直径为1～4 cm，大小不等，边缘多较光滑，也可呈分叶状，其表面可有大小不一的溃疡；周围环以巨大黏膜皱襞。该病病变范围广，仍保持一定的扩张度及柔软性，仍存在不同程度的胃蠕动，这是其显著的特征。

（4）浸润型：累及胃周径的50%以上，表现为胃壁增厚，蠕动减弱但不消失，病变范围和程度与胃腔狭窄程度不成比例，有时胃腔反而扩张。

（5）胃黏膜皱襞肥大型：表现为异常粗大的黏膜皱襞，为肿瘤黏膜下浸润所致。粗大的黏膜皱襞略显僵硬，但常无中断、破坏。在粗大的黏膜皱襞之间可见大小不等的充盈缺损。

（6）混合型：多种病变如胃壁增厚、结节、溃疡，黏膜粗大等混合存在。

（三）鉴别诊断

（1）浸润型胃癌：胃淋巴瘤胃壁僵硬、蠕动消失时，似浸润型胃癌的"革袋状胃"，但淋巴瘤压迫时胃壁可有一定的形态改变，不似胃癌僵直。同时，胃淋巴瘤胃壁边缘可见弧形充盈缺损，较多呈"波浪"状，胃癌则无此征象。胃淋巴瘤黏膜破坏表现特殊，似多数大小形态不等的结节样充盈缺损构成，呈现凹凸不平状，充盈缺损表面不光滑，可见不规则龛影，这与胃癌的黏膜中断、消失不同。此外，胃淋巴瘤多为全胃受累、病变广泛，浸润型胃癌如未累及全胃，病变区与正常胃壁分界截然，有时可见癌折角，鉴别诊断不难。

（2）肥厚性胃炎：肥厚性胃炎可形成大小不等的凸起状结节，结节由黏膜增生肥厚形成，表现为与黏膜相连，似黏膜扭曲而成，而淋巴瘤的结节表现为彼此"孤立"，与黏膜皱襞不连。此外，对于较为严重的肥厚性胃炎患者而言，其胃壁柔韧度降低，有时蠕动不明显，但胃壁并不僵硬，这一特征与淋巴瘤不同。

（四）临床评价

胃淋巴瘤患者临床表现无特殊性，内镜活检有时难以取到深部浸润的肿瘤组织，因而不能做出准确诊断。钡剂检查时多表现为多发结节状充盈缺损或多发肿块，周围黏膜皱襞推移、破坏不明显，可见收缩和扩张现象。CT 扫描可见胃壁增厚，密度多均匀，呈轻度、中度均匀强化，或呈黏膜线完整地分层强化，可伴有大溃疡或多发溃疡形成，在三期扫描中胃的形态可变。胃淋巴瘤对胃的形态和功能的影响均与胃癌有所不同，联合钡剂和 CT 两种检查方法，既了解胃的病变形态和范围，又可观察胃的扩张和蠕动功能，能做出胃淋巴瘤的提示诊断。胃镜活检时多点摄取，或在 CT 引导下肿块穿刺活检，不需手术也可做出胃淋巴瘤的正确诊断。

第五章　神经系统疾病的 CT 诊断

第一节　颅内肿瘤

一、脑膜瘤

脑膜瘤 90% ～ 95% 为良性，占颅内肿瘤的 13.4%，仅次于胶质瘤，居第二位，患者发病的高峰年龄在 45 岁。女性发病多于男性，男女发病之比为 1：2。脑膜瘤起源于脑膜及脑膜间隙的衍生物，大部分来自蛛网膜帽状细胞，好发部位与蛛网膜纤毛分布情况相平行，多分布于矢状窦旁、大脑凸面、蝶骨、鞍结节、嗅沟、桥小脑角和小脑幕等部位。恶性脑膜瘤的生长特性、细胞形态具有恶性肿瘤的特点，并且可以发生转移。

（一）诊断要点

（1）脑膜瘤生长缓慢，病程长，颅内压升高症状多不明显。由于肿瘤生长缓慢、体积增大且临床症状轻微，因此出现早期症状平均需要 2.5 年。

（2）局灶性症状，常以头痛和癫痫为首发症状。根据肿瘤部位不同，还可出现视力下降、视野缺损、嗅觉或听觉障碍，以及肢体运动障碍等多种症状。

（3）常引起邻近的颅骨增生、受压变薄或破坏，甚至穿破骨板，使头皮局部隆起。

（4）脑电图检查多以局限性异常 Q 波、懒波为主，背景脑电图的改变较轻微。脑膜瘤的血管越丰富，δ 波出现越明显。

（5）X 线平片常有以下四点改变。①脑膜瘤易引起颅骨的各种改变，头颅平片的定位征出现率为 30% ～ 60%。②颅骨内板增厚，骨板弥漫性增生，外板骨质增生呈针状放射。③局部骨板变薄和破坏的发生率为 10% 左右。④颅板的血管压迹增多。

（6）脑血管造影常有以下四点改变。①脑膜血管多为粗细均匀、排列整齐的小动脉网，动脉管腔纤细，轮廓清楚，呈包绕状。②肿瘤同时接受来自颈外、颈内动脉或椎动脉系统的双重供血。③可见对比剂在肿瘤中滞留和肿瘤染色。④肿瘤周围脑血管呈包绕状移位。

（7）MRI 检查可有以下三点改变。①肿瘤内可见流空血管影。② T_1WI 肿瘤周边可见假包膜形成的低信号环。③增强时瘤体常呈均匀强化，并可见脑膜尾征，即与瘤体相连的硬脑膜呈窄带状强化。

（二）CT 表现

（1）CT 平扫见类圆形稍高密度、边缘清楚、具有脑外病变特征的肿块。

（2）肿瘤以广基与骨板、大脑镰或天幕密切相连。骨窗像可见骨板骨质增生或受压变薄，偶见骨破坏。

（3）瘤内可见沙粒样或不规则钙化，亦可出现坏死、出血和囊变等。

（4）增强扫描肿瘤多呈均匀一致性中度增强，瘤周水肿程度不一，占位效应明显。

（5）恶性脑膜瘤少见，肿瘤生长迅速，具有明显的侵袭性，瘤周水肿较明显。

（6）此外，相应的鉴别诊断有以下两点。①位于脑室内的脑膜瘤多位于侧脑室三角区，易被误认为胶质瘤，但后者密度多不均匀，边界多不规则。②脑室内脉络丛乳头状瘤在某些情况下的临床表现与脑膜瘤极为相似，区别在于前者可引起未阻塞部分或阻塞远端发生脑积水，常见肿瘤悬浮在脑脊液中。

二、蝶鞍区病变

（一）垂体腺瘤

垂体腺瘤是常见的良性肿瘤，在颅内肿瘤中的占比约为 10%，位居第三。成年人中男女发病率相等，但分泌催乳素的微腺瘤多为女性。垂体腺瘤近年来发病有增多趋势，特别是育龄期妇女。垂体腺瘤对人体的危害主要包括：①垂体激素过量分泌引起一系列的代谢紊乱和脏器损害；②肿瘤压迫使其他垂体激素分泌低下，引起相应靶腺的功能低下；③压迫蝶鞍区结构引起相应功能障碍。

垂体腺瘤在大体形态上可分为巨大腺瘤（直径大于 1 cm）和大腺瘤（直径大于 3 cm）、微腺瘤（直径小于 1 cm）。根据临床症状，通常将垂体腺瘤分为两类：功能性（或分泌性，65% ～ 85%）和无功能性（20% ～ 35%）。根据分泌激素的不同，功能性腺瘤可分为催乳素细胞腺瘤、生长激素细胞腺瘤、促肾上腺皮质激素细胞腺瘤、促甲状腺激素细胞腺瘤。无功能性垂体腺瘤常无内分泌功能亢进的症状，包括促性腺激素细胞腺瘤和裸细胞细胞瘤等。

1.诊断要点

（1）不同垂体腺瘤的临床表现。

功能性垂体腺瘤：

①催乳素细胞腺瘤：约占垂体腺瘤的31%，主要以催乳素增高、雌激素减少所致闭经、溢乳、不育、男性乳房发育和性功能减退为临床特征。

②生长激素细胞腺瘤：约占垂体腺瘤的15%，由于生长激素持续分泌过多，在青春期前表现为巨人症，成人则表现为肢端肥大症。

③促肾上腺皮质激素细胞腺瘤：占垂体腺瘤的5%～10%，过多的促肾上腺皮质激素引起皮质醇增多症，出现向心性肥胖、皮肤色素沉着等症状。

④促甲状腺激素细胞腺瘤：可导致甲亢，较为罕见。

无功能性垂体腺瘤：占垂体腺瘤的20%～35%，多见于中年男性和绝经后女性。当肿瘤生长较大时，压迫视交叉和垂体组织，出现头痛、视力障碍和垂体功能减退的症状。

（2）头痛：早期约2/3的患者出现头痛，呈间歇性发作。当肿瘤突破鞍膈时，疼痛可减轻或消失，出现高颅压时头痛剧烈。

（3）视力视野障碍：肿瘤较大时，60%～80%的患者会出现不同程度的视功能障碍，典型者多为双颞侧偏盲。随着肿瘤的增大，依次出现颞下、鼻下、鼻上象限受累，导致患者发生全盲。

（4）其他神经和脑损害：尿崩症、精神症状和颅内压增高等。

（5）其他检查。

①内分泌检查：应用内分泌放射免疫超微测量法发现催乳素、生长激素和促肾上腺皮质激素等水平升高。

②X线平片：对诊断垂体腺瘤十分重要，可见蝶鞍扩大、鞍底下移或呈双底、后床突骨质吸收和破坏。

③MRI检查：对垂体微腺瘤的诊断优于CT检查，垂体内常见低信号区，并可见垂体上缘饱满、垂体柄和神经垂体的移位。

2.CT表现

（1）垂体大腺瘤。

①CT平扫见鞍内及鞍上池区域呈现圆形或类圆形等密度或稍高密度肿块。

②肿瘤密度多较均匀，少数因坏死、囊变和钙化而密度不均；肿瘤钙化少见，仅占1%～14%。

③增强扫描显示，肿瘤呈均匀性或环形中度强化。

④肿瘤向上生长突破鞍膈，在冠状位上呈哑铃状，称为束腰征。肿瘤大时向上侵犯鞍上池和视交叉，向下侵犯蝶窦，向两侧侵犯海绵窦。

⑤鉴别诊断：①颅咽管瘤和囊性垂体腺瘤不易鉴别，前者典型表现为蛋壳样钙化灶，而后者钙化现象少见。在冠状位图像上，如出现肿瘤基底部紧贴鞍底或鞍底骨质受侵，诊断多为垂体腺瘤。②鞍区脑膜瘤多在鞍上，具有广基征和沙粒样钙化，邻近骨质增厚对鉴别二者很有帮助。

（2）垂体微腺瘤。

①直接征象：增强早期在垂体腺中出现类圆形、边界较清的局限性低密度区。延迟扫描微腺瘤则呈等密度或高密度，故扫描时间要早。

②间接征象：a. 垂体高度异常。40%～82%的垂体腺瘤患者，垂体高度有所增加（垂体正常高度男性小于 7 mm，女性小于 9 mm），但正常高度的垂体内发现微腺瘤的情况也并不少见。b. 垂体上缘膨隆。78%～84%的患者可见此征象。膨隆可以居中，但偏侧更有意义（必须注意青年女性正常垂体上缘可轻度隆起，垂体高度可达 10～12 mm）。c. 垂体柄偏移。18%～32%的患者可见此征象。d. 一侧鞍底局限性下陷或骨质改变。58%～63%的患者可见此征象。e. 血管丛征。动态 CT 扫描时，肿瘤使垂体内毛细血管床受压、移位，称血管丛征。垂体毛细血管床表现为圆形血管丛，位于中线，垂体柄前，直径为 3～4 mm，有的分散在垂体上方，表现为一平行的带状影。f. 鉴别诊断。空泡蝶鞍简称空蝶鞍，是指蝶鞍孔扩大或鞍膈缺损导致蛛网膜下腺的脑脊液疝入鞍内，这些脑脊液多位于垂体前方。在 CT 扫描上表现为蝶鞍扩大和可能伴随的骨质改变。鞍内见水样密度影与鞍上池直接相通，其内可见垂体柄，增强低密度时周边无强化。相比之下，囊性垂体腺瘤与蛛网膜下隙不通，增强低密度时周边可见强化。

（二）Rathke 囊肿

Rathke 囊肿起源于垂体 Rathke 囊的先天性发育异常，又称垂体囊肿、上皮黏液囊肿、上皮样囊肿和垂体胶样囊肿等。胚胎期的垂体 Rathke 囊大多数退化消失，只有个别没有退化，形成 Rathke 囊肿。在尸检中，垂体远部和中间部可发现Rathke 囊肿。本病多见于中年女性，男女发病之比为 1∶2。

1. 诊断要点

（1）大部分患者无症状，有症状者仅占颅内肿瘤患者的 1%，以头痛、视力障碍、闭经、性欲减退等症状为主。

（2）临床上垂体 Rathke 囊肿术后很少复发，预后良好；但囊性颅咽管瘤容易复发，预后不良。

（3）MRI 信号多样，通常在 T_1WI 表现为低信号、高信号或等信号，在 T_2WI 常为高信号。信号变化主要取决于囊液中蛋白质浓度和继发出血的时间。

2. CT 表现

（1）Rathke 囊肿形状多为圆形或卵圆形，边缘清晰，无分叶状。

（2）大多数患者的蝶鞍不扩大。

（3）CT 平扫多表现为鞍内及鞍上圆形囊性低密度区，这些区域多为均匀低密度，密度有时接近脑脊液。然而，也有少数为等密度或高密度，多为囊液内蛋白含量较高或继发出血引起。在 CT 图像上，囊壁边缘清楚，可出现钙化现象。

（4）增强扫描后囊肿一般不强化，当并发感染时，囊壁增厚并可出现强化。

（5）少数患者出现强化，可能是残余垂体组织或周围组织受压引起的炎性反应，反应性血管增生所致。

（6）鉴别诊断：①囊性颅咽管瘤常见于青少年，主要病变多位于鞍上区域，并有可能向鞍内生长，有时与鞍底存在一定距离。相比之下，Rathke 囊肿主体均位于鞍内并向鞍上生长。在影像学上，颅咽管瘤囊壁钙化的概率明显高于 Rathke 囊肿。②垂体腺瘤的特征性表现为束腰征，肿瘤多为实性，增强后实性部分均匀增强。③蛛网膜囊肿，鞍区少见，增强扫描显示 Rathke 囊肿位于垂体前后叶之间或靠近垂体柄前上方，而蛛网膜囊肿使强化的垂体和垂体柄受压向后下方移位。

（三）空泡蝶鞍综合征

空泡蝶鞍综合征简称空鞍征，是指蝶鞍被脑脊液占据，导致蝶鞍扩大，垂体受压缩小，临床出现占位症状及内分泌改变的一组综合征。鞍膈的唯一开口由垂体柄通过，通常可防止脑脊液进入鞍内，当出现鞍膈先天性缺陷、脑脊液压力升高、鞍区蛛网膜粘连、垂体病变及某些内分泌因素作用时，垂体回缩而致空蝶鞍。在原发性空泡蝶鞍综合征中，男性患者略多于女性，发病年龄在 15～63 岁，以 35 岁以上患者居多。

1. 诊断要点

（1）临床表现多为头痛、肥胖、视力减退和视野缺损，伴有颅内压增高现象。

（2）少数患者有内分泌失调，以性功能减退为主，也可出现下丘脑综合征；女性患者出现月经紊乱、泌乳等现象。

（3）儿童多见生长激素缺乏所致的身材矮小、骨骼发育不良，以及甲状腺功能减退等表现。

（4）X 线平片显示蝶鞍扩大，呈球形或卵圆形。蝶鞍骨质多有吸收，蝶鞍背、后床突可近于消失，颅骨的其他结构可有轻度骨质吸收，这与慢性颅内压增高有关。

（5）MRI 检查：垂体组织受压变扁，紧贴于鞍底，鞍内充满水样信号的物质，垂体柄居中，鞍底明显下陷。

2. CT 表现

（1）CT 平扫见鞍内水样低密度区，增强后无强化。

（2）横断面图像可见扩大的垂体窝，窝内垂体萎缩，充满低密度的脑脊液。

（3）冠状位图像可见扩大的蛛网膜下隙占据蝶鞍上方，垂体受压，可伴蝶鞍扩大。

三、松果体区肿瘤

松果体区肿瘤主要分为生殖细胞肿瘤和松果体细胞肿瘤两大类。前者以生殖细胞瘤最常见，其次为畸胎瘤（包括恶性畸胎瘤）、内胚窦瘤和原发于颅内的绒毛膜癌极为少见；后者指发生于松果体实质细胞的肿瘤，包括松果体细胞瘤和松果体母细胞瘤。

（一）生殖细胞瘤

生殖细胞瘤的发病率占颅内肿瘤的 0.5% ～ 2%，多见于松果体区及鞍上。生殖细胞瘤占生殖细胞肿瘤的 65%，也是松果体区最为常见的肿瘤，占松果体区肿瘤的 50% 以上，发病年龄高峰为 12 ～ 14 岁，男女发病之比为 2.24 ： 1。肿瘤为高度恶性，呈浸润性生长，可引起种植性转移。发生在松果体区者以男性占绝大多数，位于鞍上者则以女性较为多见。

畸胎瘤和恶性畸胎瘤通常由 2 个或 3 个胚层来源的组织构成，其占颅内肿瘤的 0.5% ～ 1%，多见于 20 岁以下的男孩。本病约半数位于松果体区，其次见于鞍区、脑室脉络丛及桥小脑角等部位，恶性畸胎瘤边界可不清楚，诊断取决于肿瘤是否伴有生殖细胞瘤及绒毛膜癌的成分。

1. 诊断要点

（1）颅内压增高：早期即可出现，患者可伴有头痛、呕吐、视盘水肿及视力减退、外展神经麻痹等症状。

（2）邻近结构受压征。

① Parinaud 综合征：眼球上下运动障碍、瞳孔散大或不等大。

②听力障碍：耳鸣及听力减退。

③共济失调：出现躯干性共济失调及眼球震颤，表现为步态不稳、协调动作迟缓及 Romherg 征阳性等。

④下丘脑损害：主要表现为尿崩症，少数可出现嗜睡等症状。

（3）内分泌紊乱症状：性征发育紊乱，主要表现为性早熟。

（4）脑脊液检查：本病易发生肿瘤细胞脱落。

（5）肿瘤标志物检测：血清及脑脊液中的甲胎蛋白和绒毛膜促性腺激素升高，可作为疗效评定及复发检测的重要手段。

（6）X 线平片：颅内压增高征象及松果体区异常钙化，10 岁以下的儿童出现松果体区钙化斑或 10 岁以上其直径超过 1 cm 者，应高度怀疑松果体区肿瘤。

2. CT 表现

（1）生殖细胞瘤：① CT 平扫见松果体区或第三脑室后部存在卵圆形或不规则形、边界清楚的肿块，密度表现为等密度或稍高密度。②松果体钙化增大且被包埋于肿块之中，这是此瘤的特征性表现，肿瘤本身也可见小结节状及斑点状钙化，平扫钙化率显示可达 70%。③肿瘤易沿脑脊液通道发生种植性转移，室管膜受累时可见明显增厚且厚薄不均。④增强扫描，肿瘤多呈均匀性中度强化，少数瘤体因坏死、囊变呈不均匀强化。瘤周通常无水肿。⑤具有恶性特征的生殖细胞瘤通常为形态不规则、密度不均、边界不清，常沿脑室壁蔓延生长，并可侵犯周围脑组织。

（2）畸胎瘤：① CT 平扫见类圆形或分叶状肿块，密度不均匀、边界清楚。②囊性者囊液 CT 值为 –20 HU 左右。③瘤内可见脂肪、钙化灶，有时可见具有特征性的高密度骨骼或牙齿样结构。④肿瘤的实性部分增强时表现为不同程度地强化。⑤恶性畸胎瘤通常实质部分多，肿瘤边界模糊不清，实性部分增强时明显强化，且强化的形态不规则。⑥鉴别诊断：生殖细胞瘤密度较高且均匀，极少囊变且无脂肪成分。

（二）松果体细胞瘤和松果体母细胞瘤

松果体细胞瘤和松果体母细胞瘤发病率较低，年龄分布较广。松果体细胞瘤多见于成人，儿童多为松果体母细胞瘤，男女发病率基本相等。肿瘤恶性病变后易沿脑脊液循环播散，形成蛛网膜下隙种植。

1. 诊断要点

（1）颅内压增高：早期易发生梗阻性脑积水及颅内压增高现象。

（2）邻近脑受压征。

①眼征：眼球上下运动障碍、瞳孔散大或不等大等症状。

②听力障碍：双侧耳鸣和听力减退。

③小脑征：躯干性共济失调及眼球震颤。

④下丘脑损害：表现为尿崩症，嗜睡和肥胖等症状。

（3）内分泌症状：表现为性征发育迟滞或不发育。

（4）其他症状：松果体细胞瘤和松果体母细胞瘤可发生沿脑脊液循环播散性种植。

（5）X 线平片：多数患者可显示颅内压增高，病理性钙化少见，此特点有别于该部位好发的生殖细胞瘤和畸胎瘤等。

2.CT 表现

（1）松果体细胞瘤：① CT 平扫见第三脑室后方松果体区存在圆形或卵圆形的肿块，密度表现为等密度或稍高密度。②松果体钙化常被推挤后移。③瘤体大多密度均匀、边缘清楚、无水肿，少数瘤内偶见不规则钙化斑。④肿瘤可造成第三脑室后部受压，并呈杯口状局限性扩大、前移。⑤增强扫描多呈均匀强化。

（2）松果体母细胞瘤：①高度恶性肿瘤，常有坏死和出血的现象。② CT 平扫见第三脑室后部存在卵圆形或不规则形的混杂密度肿块，边界不清。③强化常不均匀或呈环形增强。④松果体细胞瘤和松果体母细胞瘤均可发生脑室系统的播散性转移。

（3）鉴别诊断：生殖细胞瘤松果体钙化常被肿瘤所包埋，肿瘤本身也可见钙化；松果体瘤的松果体钙化常被推挤后移，瘤体内偶见钙化；松果体母细胞瘤常见坏死和出血。

第二节　脑血管病变

一、脑出血

脑出血是指脑实质内的出血。按病因分为外伤性和非外伤性两类，后者又称为原发性或自发性脑出血。本病为脑内血管病变、坏死、破裂而引起的出血，如高血压、动脉瘤、血管畸形、血液病和脑肿瘤等疾病，以高血压脑出血最为常见，本节重点叙述。

高血压脑出血的发病率约占脑出血的 40%，发病率在脑血管疾病中仅次于脑梗死，位居第二，但死亡率在脑血管疾病中占首位。该病多见于 50 岁以上的成年人，男女发病率相似。一般认为，高血压脑出血是在原发性高血压和脑动脉硬化的病理基础上，在血压骤升时脑小动脉破裂所致。出血部位多见于基底节，约占脑出血的 2/3，其次为丘脑、脑干、小脑，也可见于大脑半球脑叶区域。高血压脑出血的病程一般分为急性期、亚急性期和慢性期三个阶段。血肿及周围脑组织在不同时期的 CT 表现与血肿形成、吸收与囊变三个阶段的病理过程基本一致。血肿破入脑室，可使血液流入脑室系统和蛛网膜下隙。

（一）诊断要点

（1）高血压脑出血患者多有高血压病史，常在情绪激动或过度体力活动时发病。

（2）起病急骤，多为突然发病，常伴有剧烈头痛、频繁呕吐、血压升高、语言不清等症状，病情发展迅速，患者很快就出现偏瘫、失语及不同程度的意识障碍，甚至昏迷。

（3）除了以上一般表现，各部位出血还可出现相应的症状和体征，常见的出血部位有以下几种。

①基底节出血：常累及内囊，可见典型的偏瘫、偏身感觉障碍和偏盲三偏综合征。

②脑干出血：多见于脑桥出血，常有持续性高热、针尖样瞳孔、面部和四肢瘫痪或交叉瘫，严重者可在数分钟内进入深度昏迷。脑干出血可影响脑干呼吸中枢，导致呼吸不规则，甚至在早期就出现呼吸困难的症状。

③小脑出血：可引起病侧肢体共济失调，但瘫痪不明显；大量出血压迫脑干，甚至发生枕大孔疝。

④脑室出血：a.脑内血肿迫入脑室，往往在起病后 1～2 小时进入深度昏迷，出现四肢抽搐或四肢瘫痪。b.可有脑膜刺激症状，双侧病理反射呈阳性。c.出现呼吸深沉带鼾声，脉搏快速、微弱且不规则，血压不稳定，体温升高等症状。

（4）MRI 检查：脑出血的 MRI 信号改变可分为五期。

①超急性期 MRI 不如 CT，但对于出血 3 天后病程演变的观察则优于 CT。

②急性期（少于 3 天）血肿在 T_1WI 为等信号，在 T_2WI 为低信号。

③亚急性期在较早阶段 T_1WI 血肿边缘出现环状高信号，由周边开始逐渐向内发展；血肿出现后 6～8 天，T_2WI 亦呈高信号，从周边向中央扩散。

④慢性期（大于 15 天）血肿在 T_1WI、T_2WI 均为高信号，在 T_2WI 上血肿与水

肿之间出现低信号环。增强扫描血肿亦呈环形强化。

⑤残腔期（大于 2 个月）形成一个类似脑脊液的囊腔，T_1WI 为低信号，T_2WI 为高信号。

（5）腰椎穿刺：如脑出血破入脑室或蛛网膜下隙，脑脊液为血性。

（二）CT 表现

1. CT 平扫

（1）血肿及周围脑实质密度依病期不同表现各异：①新鲜血肿在 CT 影像上表现为脑内边界清楚的高密度区，呈肾形、椭圆形、不规则形，且密度分布均匀，CT 值为 50 ～ 80 HU，血肿周围常伴有一个低密度坏死水肿带。②发病后 3 ～ 7 天，高密度血肿边缘模糊变淡，内部的溶解与吸收逐渐向中心扩展。血肿周围低密度环影增宽，高密度灶向心性缩小，血肿 CT 值下降，1 个月后形成等密度或低密度的病灶。③2 个月后，血肿完全吸收，液化形成囊腔，密度与脑脊液相似。

（2）血肿及周围水肿引起的占位效应：①占位效应与血肿大小、水肿轻重、位置深浅有关，血肿越大占位效应越明显，可并发脑疝。②血肿及周围水肿引起占位效应在发病后 1 ～ 4 周内，其出现率在 90% 以上。一般在出血后第 2 周水肿最明显，此时的占位效应最重。③2 周后，随着血肿吸收和水肿减轻，占位效应也逐渐缓解。④2 个月后，占位效应消失，囊腔缩小，可有邻近脑组织萎缩改变。

（3）急性期脑出血可破入脑室或蛛网膜下隙：①进入脑室的血液可累及一侧、两侧侧脑室或全部脑室系统。②少量积血仅见于侧脑室后角或三角区，与上方脑室的脑脊液形成一个液 - 血平面，大量出血则可形成脑室铸型。大量蛛网膜下隙出血可显示积血部位的脑池铸型。③ CT 往往可发现血肿破入脑室的途径，以基底节内囊区血肿破入侧脑室最为多见。④脑室内积血较脑内血肿吸收快，1 ～ 3 周可完全吸收。

（4）血块堵塞脑脊液循环，可引起脑积水。

2. 增强扫描

（1）新鲜血肿无强化：出血后 1 周表现为血肿周围环形增强影，环影可将环外低密度水肿区域与环内低密度血肿周边吸收带分开，血肿的中心高密度灶不显示强化。环形强化现象可持续 2 ～ 3 个月，其中 4 ～ 6 周表现最明显。

（2）一般在急性期和慢性期因 CT 表现较为典型，不需要增强扫描；只有在血肿呈等密度时，增强扫描意义较大。

3. 鉴别诊断

根据以上 CT 表现，脑出血一般不难诊断，但要明确是否为高血压脑出血，则需要与外伤性脑出血、手术操作、动静脉畸形血管破裂所致的脑出血、脑肿瘤出血及出血性脑梗死等相鉴别。

二、脑梗死

脑梗死是指脑血管阻塞造成的脑组织缺血性坏死或软化。在急性脑血管疾病中，脑梗死占 50% 以上，多发于 40 岁以上患者，多见于 55 ～ 65 岁。发病原因：①脑血栓形成：继发于脑动脉粥样硬化、动脉瘤、血管畸形、感染或非感染性动脉炎等，其中以脑动脉粥样硬化引起的血栓形成最为常见。②脑栓塞：如血栓、气体和脂肪栓塞。③低血压和凝血状态。

根据脑梗死的病理改变，可分为三期，即缺血期、梗死期和液化期，CT 能很好地反映各期病理变化。

脑梗死临床类型主要包括动脉粥样硬化脑梗死、栓塞性脑梗死和腔隙性脑梗死三类，另有 30% ～ 40% 在临床上不易归类为上述哪一型。脑梗死可发生在脑内任何部位，主要发生在大脑中动脉供血区，梗死的范围与阻塞血管大小、血流量多少及侧支循环建立状况等有关。脑的穿支动脉闭塞，可引起大脑深部，尤其是基底节、内囊、丘脑、半卵圆中心、皮质下白质等部位较小的梗死，直径为 5 ～ 15 mm，称为腔隙性脑梗死。在脑梗死的基础上，原梗死区内又发生脑出血，称为出血性脑梗死。

（一）诊断要点

1. 脑梗死临床表现

脑梗死的临床表现取决于脑损害的部位和程度，主要表现为以下两个方面。

（1）神经系统功能障碍：主要表现为头晕、头痛，部分患者有呕吐及精神症状，一般在发病初期的 24 小时内发展至高峰，可伴有不同程度昏迷。

（2）受累血管分布区脑部损害：如三偏综合征、失语、抽搐、共济失调等，较重者可表现为意识丧失、二便失禁、呼吸不规则。

2. 不同类型脑梗死的临床特点

（1）动脉粥样硬化性脑梗死：①患者发病年龄较高，常伴有动脉粥样硬化或高血压、糖尿病。②常在安静状态下发病，尤其是晨间睡醒后发现症状，发病前可能有短暂脑缺血发作史。③症状常在几小时后逐渐加重。④意识常保持清醒，局部脑损害症状比较明显。

（2）栓塞性脑梗死：①患者发病年龄不一，以中青年人群居多。②起病急骤，大多无前驱症状，起病后在很短时间内症状可发展至高峰，也可因反复多处血管栓塞，在数天内呈阶梯式进行性恶化。③多数患者表现为失语、上肢单瘫、偏瘫、局灶性抽搐等症状。偏瘫以面部和上肢为重，少数患者表现为共济失调、交叉性瘫痪。④栓子来源分为心源性或非心源性，如同时伴有其他脏器栓塞则有助于脑栓塞的诊断。

（3）腔隙性脑梗死：①发病年龄大多在 50 岁以上，患者常伴有高血压动脉硬化、糖尿病、高脂血症等疾病。②呈急性或亚急性起病，多无意识障碍。③临床表现大多较轻，复杂多样，常见的类型有纯运动性卒中、伴有运动性失语的运动性卒中、纯感觉性卒中以及感觉运动性卒中等。

（4）出血性脑梗死：临床表现差别较大，部分患者在脑梗死发生后症状再次加重；有的患者仅有脑梗死症状，并在其后的病程中无明显病情变化或波动。

3. MRI 检查

应用 MRI 弥散成像和灌注成像可在脑梗死后数小时发现病灶。在梗死区主要表现为 T_1WI 为低信号，T_2WI 为高信号。对于腔隙性梗死灶，MRI 比 CT 更早地显示出较小病灶，其效果明显优于 CT 检查。

4. 脑血管造影

脑血管造影可直接显示血管闭塞，但不能显示脑梗死。

（二）CT 表现

1. 缺血性脑梗死

（1）CT 平扫：①仅少数患者在发病 6 ～ 24 小时内出现边界不清稍低密度灶，大部分患者在发病 24 小时后才可见边界较清楚的低密度灶，密度可不均匀；发病部位和范围与闭塞血管供血区一致，可同时累及皮质与髓质，多呈三角形或楔形；发生在分水岭区域的脑梗死多呈线条形。②发病 1 ～ 2 周，梗死区的密度进一步降低，且逐渐均匀一致，边界更加清楚。③发病 2 ～ 3 周，梗死区密度较前升高，病灶范围可缩小，边界变得不清楚，较小的病灶可完全变为等密度，称为"模糊效应"。④发病 4 ～ 8 周，梗死灶的密度逐渐下降，与脑脊液密度相近，最后可形成囊腔。

（2）增强扫描：①一般脑梗死后 3 ～ 7 天即可出现强化，2 ～ 3 周发生率最高，强化最明显，可持续 4 ～ 6 周。②梗死灶强化形态多种多样，多数表现为脑回状、斑点状或团块状。

（3）占位效应：①梗死灶因并发脑水肿而出现占位效应，程度依梗死区大小不同，可造成局灶性或广泛性脑室系统变形、推移和中线结构移位。②占位效应在发病当天即可出现，病后 1～2 周最为显著。③发病 2 周后，占位效应由重转轻，逐渐消失，最后囊腔形成。这一过程可出现负占位效应。同时，邻近脑实质萎缩，脑沟、脑池增宽，脑室扩大，中线结构可向患侧移位。

2. 腔隙性脑梗死

（1）CT 平扫：①一般在发病后 48～72 小时可表现为圆形、卵圆形的低密度病灶，边界模糊不清。4 周左右形成脑脊液样低密度软化灶。②多位于基底节内囊区、丘脑、脑室旁深部白质、脑桥等，罕见累及皮质。③病灶大小一般为 5～15 mm，大于 15 mm 者为巨大腔隙灶。

（2）增强扫描：在发病后 2～3 周可出现强化现象。

（3）占位效应：无明显占位效应。

3. 出血性脑梗死

（1）CT 平扫：常于发病后 1 周至数周，在三角形或楔形低密度梗死区内出现不规则斑片状高密度出血灶，边界不规则。

（2）增强扫描：在梗死的低密度区中仍可显示脑回状、斑片状强化。

三、皮质下动脉硬化性脑病

皮质下动脉硬化性脑病又称宾斯旺格病、进行性皮质下血管性脑病，是一种常见于 50 岁以上人群的疾病。本病是在脑动脉硬化的基础上发展而来的，主要影响大脑半球白质，导致弥漫性脱髓鞘性脑病，在老年人中发病率为 1%～5%，男女发病率相等。病变区域主要为侧脑室周围、半卵圆中心等皮质下脑深部白质，且多为双侧性，常伴有腔隙性脑梗死、脑萎缩。临床主要表现为进行性痴呆。

（一）诊断要点

（1）2/3 为慢性发病，1/3 为急性发病。病情可以得到缓解，但可能会反复加重。

（2）临床主要表现为缓慢进行性痴呆，记忆力、认知功能障碍，情感和人格改变，表情淡漠、妄想、轻度精神错乱等。

（3）反复出现神经系统局灶性症状，可出现偏瘫、肢体无力、失语等症状。

（4）MRI 检查：双侧脑室旁深部白质及半卵圆中心见大小不等的异常信号，形状不规则，边缘不清，无占位效应。

（二）CT 表现

（1）CT 平扫侧脑室周围及半卵圆中心脑白质可见斑片状低密度影，以侧脑室前角、后角周围最为明显，严重者大脑各叶白质可全部明显累及，往往呈双侧对称分布。

（2）增强扫描白质强化不明显，灰白质密度差增大。

（3）可伴有不同程度弥漫性脑萎缩改变，脑室系统扩大，脑沟、脑池增宽。

（4）常并发基底节区、丘脑、脑室旁白质单发或多发性腔隙性梗死灶。

四、蛛网膜下隙出血

蛛网膜下隙出血是指颅内血管破裂后血液流入蛛网膜下隙。按病因分为外伤性和自发性两大类，前者有颅脑外伤病史，后者可因颅内动脉瘤、高血压动脉硬化及颅内血管畸形等导致血管破裂而引起。其中颅内动脉瘤是引起蛛网膜下隙出血最常见的原因，约占蛛网膜下隙出血的 50%。本节主要叙述自发性蛛网膜下隙出血，其发病率占急性脑血管疾病的 7% ～ 15%，发病年龄不等，成人多见，以 30 ～ 40 岁年龄组发病率最高，男性患者稍多于女性。

（一）诊断要点

（1）发病急，之前常有过度劳累、情绪激动、咳嗽、用力排便等明显诱发因素。

（2）临床主要表现：突发性剧烈头痛、呕吐、意识障碍、抽搐、偏瘫、脑膜刺激征阳性等症状。

（3）腰椎穿刺：血性脑脊液为本病确诊依据。

（4）脑血管造影：可以显示蛛网膜下隙出血所造成的脑血管痉挛等征象，可帮助明确蛛网膜下隙出血的原因。

（5）MRI 检查：在急性期，MRI 显示不如 CT，但对于亚急性或慢性期的诊断，MRI 检查则优于 CT 检查。出血 1 周后，CT 图像上的高密度影像已消失，而 MRI 图像上亚急性期可在蛛网膜下隙内出现局灶性短 T_1 信号；慢性期则在 T_2 像上出现低信号，较具特征性。

（二）CT 表现

（1）直接征象：CT 图像表现为基底池、侧裂池及脑沟内较为广泛的高密度区，出血量大时呈铸型。

（2）蛛网膜下隙出血在 1 周内易显示，CT 的发现率可达 80% ～ 100%。CT 扫描往往能确定出血部位和明确病因。

（3）随着出血时间的延长，血液密度逐渐降低，一般在出血 1 周后可与脑组织呈等密度，此时可依据基底池和脑沟消失做出诊断。

（4）蛛网膜下隙出血后，往往伴有脑血管痉挛，常可并发脑缺血、脑梗死、脑水肿等。

（5）常可并发脑积水。

第三节　颅脑外伤

一、颅骨损伤

颅骨损伤包括骨折和颅缝分离。颅骨骨折按部位可分为颅盖骨折和颅底骨折；根据骨折处是否与外界相通，分为闭合性骨折和开放性骨折；按骨折的形态不同，又可分为线形骨折、凹陷骨折和粉碎骨折等。颅缝分离是颅骨损伤的另一种形式，较为少见，多发于儿童和青年，且常与线形骨折合并发生。

（一）诊断要点

（1）有明确外伤史。

（2）颅盖骨折主要有两种形态，即线形骨折和凹陷骨折。颅盖骨骨折的发生以顶骨、额骨为主，其次为枕骨和颞骨。

（3）颅底骨折常合并于颅盖骨折，多以线形骨折为主，可仅限于某一颅窝，亦可横行穿过两侧颅底或纵行贯穿前、中、后颅窝，并常累及鼻窦或乳突气房，可引起以下临床表现。

①颅前窝骨折：常可引起脑脊液鼻漏或气颅，眼眶周围呈紫色瘀斑（俗称熊猫眼），有的还可引起嗅觉障碍、眼球突出，以及不同程度的视力障碍。

②颅中窝骨折：往往可造成脑脊液耳漏、听力障碍、周围性面瘫和耳后迟发性瘀斑，若骨折伤及海绵窦可伴有脑神经损伤征象，有的可引起颈内动脉假性动

脉瘤或海绵窦动静脉瘘等并发症。

③颅后窝骨折：可表现为颈部肌肉肿胀、乳突区皮下迟发性瘀斑、咽后壁黏膜瘀血及水肿等征象。

（4）明确有无颅骨骨折主要依靠 X 线头颅摄片检查，X 线片还能显示枕骨骨折或颅颈交界处脱位、骨折的情况。

（5）CT 检查颅骨骨折的概率虽然不如头颅平片，但其在观察凹陷性骨折、粉碎性骨折及发现并发的颅内外血肿方面却优于平片。CT 检查、MRI 检查对颅后窝骨折，尤其是颅颈交界处损伤有重要意义。

（二）CT 表现

1. 直接征象

（1）CT 在骨窗像上能清晰显示较深的凹陷性骨折、粉碎性骨折及穿透性骨折，可以了解碎骨片的部位、范围、数目、大小，测量出凹陷性骨折的深度。然而，对于无分离的线形骨折或较轻的凹陷性骨折，CT 观察存在一定难度，因此需要格外谨慎，要特别注意与血管沟、颅缝及神经血管孔等结构相区别。

（2）可以发现并发的颅内外血肿。

（3）CT 检查易发现颅底骨折。

（4）观察颅缝分离往往需要双侧对比，一般标准为双侧颅缝相差 1 mm 以上，单侧缝间距成人大于 15 mm、儿童大于 2 mm 即可诊断。颅缝分离可发生于各缝，以人字缝为多，常并发线性骨折。

2. 间接征象

（1）外伤后颅内积气是骨折的一个间接征象，尤其是颅底部位的骨折。

（2）外伤后鼻窦或者乳突气房内可见气 – 液平面或充满液体，这也是颅底骨折的一个间接征象，并且常可根据积液部位推测骨折部位。额窦、筛窦积液常见于颅前窝骨折，蝶窦积液可能为颅中窝骨折，乳突气房积液则可能为颅后窝骨折。

二、硬膜外血肿

硬膜外血肿是指外伤后积聚在硬膜外腔的血肿。硬膜外血肿占全部颅脑损伤的 2%～3%，占外伤性颅内血肿的 30%，成人多见，小儿少见。绝大多数是颅骨骨折引起脑膜中动脉撕裂，形成急性硬膜外血肿；少数为静脉源性，血肿形成较晚，可呈亚急性或慢性病程。硬膜外血肿大多位于颞部，其次是额部、顶部。由于颅板与硬脑膜紧密相贴，血肿范围较局限。

（一）诊断要点

（1）硬膜外血肿多发生于头颅直接损伤部位，主要由加速性头颅外伤所致。

（2）硬膜外血肿可继发于各种类型的颅脑损伤，由于原发性脑损伤程度不一，血肿部位不同，意识变化也有不同表现。

①伤后出现昏迷，随后进入中间意识清醒期（症状好转），之后陷入继发性昏迷，这是硬膜外血肿典型的意识表现。

②伤后无昏迷，待颅内血肿形成后，逐渐出现颅内压增高及意识障碍。

③伤后持续昏迷，且程度进行性加深。

（3）患者出现头痛、呕吐、躁动不安等颅内压增高表现，并可出现血压升高、呼吸和心率减慢、体温上升等典型变化。

（4）单纯的硬膜外血肿，早期较少表现出神经系统体征；当血肿增大压迫脑功能区时，可表现出相应的阳性体征；当血肿继续增大，出现瞳孔散大、偏瘫等征象时，往往提示有脑疝形成。

（5）X线平片：可见骨折线穿过脑血管沟或静脉窦。

（6）MRI检查：硬膜外血肿于颅骨内板下呈梭形，边界锐利，血肿信号特点及变化与脑出血相似。在急性期 T_1WI 图像上血肿呈等信号，血肿内缘可见一个低信号的硬膜，T_2WI 血肿则呈低信号，在亚急性期和慢性期 T_1WI 和 T_2WI 图像上均呈高信号。

（二）CT表现

（1）急性硬膜外血肿的典型CT表现为颅骨内板下梭形高密度区，边缘光滑锐利，密度多较均匀，CT值为 50～90 HU。

（2）约85%的急性硬膜外血肿患者伴有颅骨骨折，有时可见硬膜外积气。

（3）血肿范围较局限，一般不超过颅缝。如骨折跨越颅缝，硬膜外血肿也可超越颅缝。

（4）中线结构移位较轻。

（5）局部脑组织受压比较明显，血肿压迫邻近血管可出现脑水肿或脑梗死，表现为脑实质局限性低密度区。

（6）亚急性期或慢性期硬膜外血肿，可呈稍高密度、等密度或混杂密度的影像，最后变为低密度影像。血肿包膜的钙化较常见，增强扫描可显示血肿内缘的包膜增强。

三、硬脑膜下血肿

硬脑膜下血肿是发生在硬脑膜与蛛网膜之间的血肿，是颅脑损伤常见的继发损害，占颅脑损伤的 5% ～ 6%，占外伤性颅内血肿的 50% ～ 60%，根据血肿形成时间和临床表现可分为急性、亚急性和慢性三型。①急性硬膜下血肿：形成于伤后 3 天以内的血肿，在临床上最为常见。其中复合型硬脑膜下血肿常为脑挫裂伤直接造成皮质血管破裂引起出血，该病发展迅速，预后较差。单纯型硬脑膜下血肿常为脑底静脉窦破裂，而脑原发损伤不明显，此型虽然出血量较大，常为双侧，但手术治疗预后较好。②亚急性硬脑膜下血肿：形成于伤后 4 ～ 21 天，原发脑损伤常较轻，常为皮质小血管撕裂，出血较缓慢。③慢性硬脑膜下血肿：形成于伤后 3 周以上者，多见于老年人。此类血肿常为桥静脉断裂出血所致，一般不伴有脑挫裂伤，出血量相对较少且缓慢，并在颅内缓慢扩散。由于硬脑膜下血肿好发于额颞部，且蛛网膜几乎无张力，故其覆盖范围较广。

（一）诊断要点

（1）硬脑膜下血肿：一般无颅骨骨折或骨折仅位于暴力部位，常为减速性头颅损伤所致。

（2）急性硬脑膜下血肿：病情大多较重，且发展迅速，常表现为持续性昏迷，并呈进行性恶化，较少出现中间清醒期。患者生命体征变化明显，常缺乏局部定位症状。由于血肿的迅速扩大，患者较早出现颅内压增高、脑受压的情况，甚至迅速发展为脑疝。

（3）亚急性硬脑膜下血肿：往往表现为头痛、呕吐加剧、躁动不安及意识进行性恶化等症状。常有中间清醒期，至脑疝形成时即转入昏迷。

（4）慢性硬脑膜下血肿：患者年龄通常较大，仅有轻微的外伤史，主要表现为慢性颅内压增高、神经功能障碍及精神症状。

（5）MRI 检查：提示血肿呈新月状，凹面向颅腔，信号变化随时间而异，与硬脑膜外血肿相仿。

（二）CT 表现

1. 急性硬脑膜下血肿

（1）颅骨内板下方新月形高密度区，CT 值为 50 ～ 70 HU。少数患者可因蛛网膜破裂，脑脊液进入血肿，而使血肿在影像中呈等密度或低密度。

（2）血肿范围通常较广，可超越颅缝，甚至覆盖整个大脑半球。

（3）复合型急性硬脑膜下血肿常伴有脑挫裂伤，占位效应明显，中线结构移位。

（4）额底和颞底的硬脑膜下血肿在冠状面扫描或冠状、矢状面重建的影像中有助于诊断。

2. 亚急性硬脑膜下血肿

（1）在 CT 扫描中亚急性硬脑膜下血肿的形态和密度均呈多样化特征。形态上，可分为新月形、半月形或过渡形（即血肿的内缘部分凹陷、部分平直或凸出）。在密度方面，血肿的密度可呈高密度、等密度、混杂密度；少数情况下，整个血肿也可能为低密度。

（2）亚急性硬脑膜下血肿在伤后 1～2 周约 70% 的患者可变为等密度状态。由于等密度血肿的密度与脑组织相似，CT 上不易显示其边界。其主要表现有以下占位征象：①患侧脑白质"推挤征"（脑白质的内移及被推挤）。②患侧脑沟、脑裂变窄，甚至消失，侧脑室变形。③中线结构向对侧移位。④脑灰白质界面远离颅骨内板。⑤增强扫描由于脑表面血管增强或血肿包膜强化，而使等密度血肿衬托得更为清楚。⑥双侧等密度血肿不仅与脑实质密度相似，且中线结构移位不明显，更需注意观察。

以下征象可提示存在双侧等密度血肿：①两侧颅骨内板下方见无脑沟、脑回结构的新月形或半月形等密度区。②两侧脑沟、脑回受压向内移位。③两侧脑室前角内聚，夹角变小，呈兔耳征。④两侧脑室对称性变小，体部呈长条状。⑤脑白质变窄塌陷。

3. 慢性硬脑膜下血肿

（1）血肿形状多呈梭形，也可呈新月形或"3"字形。

（2）血肿的密度可因时间变化而变化，由等密度、混杂密度逐渐变化到低密度，但也可因再次出血或脑脊液渗入而使血肿密度发生变化。

四、脑内损伤

（一）脑内血肿

外伤性脑内血肿是指脑实质内出血形成的血肿，多数为对冲性脑挫裂伤出血所致，也可为着力部位直接受到冲击伤所致。其好发部位是额叶、颞叶，其次是顶叶、枕叶。血肿多较表浅，少数位于脑深部、脑干及小脑等处。血肿位于深部或靠近脑室者可破入脑室，形成脑室内出血。外伤性脑内血肿大多属于急性，少数患者血肿形成较晚，可在伤后 24 ～ 72 小时发生迟发性血肿。

1. 诊断要点

（1）外伤性脑内血肿常为多发性疾病，且大多伴有脑挫裂伤、硬膜下血肿和蛛网膜下隙出血，伤后随即出现进行性颅内压增高及血肿附近脑组织受压征象，严重者可引起脑疝形成。

（2）本病根据血肿部位、脑挫裂伤程度、出血量多少的不同，可表现出不同程度的意识障碍和神经系统的定位体征。

（3）颅脑外伤患者 CT 检查呈阴性，如果病情进行性加重或突然变化，应密切随访，以便及时发现迟发性血肿。

（4）MRI 检查：能明确外伤性脑内单发或多发血肿，信号强度改变规律与高血压脑出血基本一致，MRI 显示血肿的吸收情况较 CT 好。

2. CT 表现

（1）外伤性脑内血肿表现为圆形或不规则形均匀高密度区，这些区域可出现在一侧或双侧，且常为多发性。CT 值范围为 50 ～ 80 HU，血肿周围可有低密度水肿带环绕，伴有占位效应，占位效应的严重程度与血肿的大小及血肿发生部位有关。

（2）血肿吸收过程一般自外周向中心逐渐变小，这一过程通常发生在伤后 2 ～ 4 周，血肿密度逐渐变为等密度，而在 4 周以上则变为低密度。血肿吸收的速度受到多种因素的影响：较小的血肿相较于大血肿吸收更快；位于深部的血肿比周边的血肿吸收更快；小儿的血肿比成人的吸收更快。

（3）CT 检查还可以显示伴发的脑挫裂伤、蛛网膜下隙出血及硬膜下血肿等。

（4）外伤性脑内血肿如破入脑室，可见脑室内密度增高的血液平面，如出血充满脑室，则可见脑室铸型。靠近脑表面的血肿亦可破入蛛网膜下隙，造成脑裂、脑池、脑沟的填塞或密度增高。

（5）有的外伤性脑内血肿可在 48 小时后延迟出现，注意 CT 随访复查。

（二）脑挫裂伤

脑挫裂伤是脑挫伤和脑裂伤的统称，是指颅脑外伤所致的脑组织器质性损伤，常发生于暴力打击的部位和对冲部位。脑挫伤可引起脑组织静脉瘀血、脑水肿、脑肿胀、液化、坏死及散在小出血灶；脑裂伤有脑组织、软脑膜和血管撕裂，造成散在多发小灶出血。脑挫伤和脑裂伤常同时存在，脑挫裂伤如出血较多，可发展成脑内血肿。脑挫裂伤多见于额极、颞极和颞叶底部，常伴发不同程度的蛛网膜下隙出血，是最常见的颅脑损伤之一。

1. 诊断要点

（1）常伴有头痛、恶心、呕吐等症状，产生颅内压增高征象，临床表现与致伤因素、受伤部位、损伤范围和程度有关。

（2）轻者可无原发性意识障碍，重者可昏迷。伤情不同，昏迷程度和时间长短各异。

（3）一般都有生命体征改变：早期都有呼吸、脉搏浅弱的症状，节律紊乱，血压下降，常于伤后不久逐渐恢复。若持续低血压或已恢复正常随后又发生变化者，要注意有无复合损伤、颅内血肿（包括脑内血肿和脑外血肿）等继发改变。

（4）脑皮质功能受损时，可出现相应的定位体征，如瘫痪、感觉障碍、局灶性癫痫等。

（5）如并发蛛网膜下隙出血，常有脑膜刺激征象。

（6）MRI 检查：急性脑挫伤后引起脑水肿，T_1WI 呈等或稍低信号，T_2WI 呈高信号。脑挫裂伤的出血部位，CT 检查显示较 MRI 检查为佳；对于亚急性和慢性脑挫裂伤的显示，MRI 检查则优于 CT 检查。

2. CT 表现

（1）急性脑挫裂伤的典型 CT 表现：低密度脑水肿区中呈现多发、散在点状高密度出血灶，这些出血灶有时可融合为较大血肿。低密度水肿区的范围广泛，可从数厘米至整个大脑半球或小脑半球。此水肿区不仅影响白质，灰质也常可累及，形态不一、边缘模糊。

（2）占位效应：挫伤范围越大，占位效应越明显，病变部位脑池、脑沟变小，甚至消失。如病变范围广泛，病侧脑室受压则变小、闭塞，并向对侧移位。重者出现脑疝征象。

（3）病程变化：随着时间的推移，轻度脑挫裂伤上述 CT 表现可逐渐消失；重者后期出现局限性和广泛性脑萎缩征象；病灶坏死液化形成囊肿时，边界光滑清楚，其 CT 值近似脑脊液的 CT 值。

（4）蛛网膜下隙出血：较重的脑挫裂伤常并发蛛网膜下隙出血，表现为纵裂及脑池、脑沟密度增高。

（5）并发其他征象：如脑内血肿、脑外血肿、颅骨骨折、颅内积气等。

（三）脑水肿、脑肿胀与脑白质损伤

脑水肿为细胞外水肿，脑肿胀为细胞内水肿。外伤后引起的脑水肿和脑肿胀是颅脑损伤时最常见的继发性脑损害，两者常可合并发生，在 CT 检查时无法区别。

弥漫性脑损伤包括弥漫性脑水肿、弥漫性脑肿胀和弥漫性脑白质损伤。弥漫性脑白质损伤是颅脑外伤时受到旋转力的作用，导致脑白质、脑灰白质交界处和中心结构等部位的撕裂，造成神经轴突的剪切伤。部分患者可并发小灶性出血。

1. 诊断要点

（1）轻微脑水肿和脑肿胀多数仅表现出头痛、头晕、恶心、呕吐等症状，临床上可误诊为脑震荡。

（2）严重脑组织损伤造成的弥漫性脑水肿、脑肿胀，可引起进行性颅内高压征象，易导致脑疝形成。

（3）弥漫性脑白质损伤临床表现极其危重，患者伤后即刻意识丧失，部分患者甚至立即死亡。有的患者可长期昏迷，进入植物人状态。即使这类患者存活，也常有严重后遗症。

（4）弥漫性脑白质损伤 MRI 检查明显优于 CT 检查，而 T_2WI 又优于 T_1WI。典型的 T_2WI 图像上，会显示灰质与白质交界处和胼胝体散在、分布不对称的圆形或椭圆形异常高信号，以颞叶、额叶最为常见。相反，这些区域在 T_1WI 图像上呈低信号或等信号。急性期小灶出血在 T_2WI 呈低信号，周围见高信号水肿带，而在 T_1WI 呈等信号，常无占位效应。

2. CT 表现

（1）脑实质密度变化：①脑水肿与脑肿胀 CT 检查表现相同，均显示为片状低密度区，CT 值可低于 20 HU，呈局限性或弥漫性，可单独出现在单侧或累及两侧。②两侧弥漫性脑水肿表现为大脑半球广泛密度减低，灰白质分界不清。测 CT 值可确定脑组织密度下降。③部分儿童在呈现弥漫性脑肿胀时，脑实质密度可异常轻度增高。

（2）占位效应：①局限性脑水肿有局部占位效应，脑沟变小。②一侧性脑水肿，表现为一侧脑沟、脑池、脑室变小，中线结构移位。③两侧严重的弥漫性脑水肿可见两侧脑室普遍受压、变小，甚至脑沟、脑裂、脑池、脑室闭塞。

（3）弥漫性脑白质损伤：CT 表现甚少，在伤后 24 小时内患者病情与 CT 影像显示情况不成比例。CT 图像上常表现为弥漫性脑肿胀而使脑室、脑池受压变

小，有时在脑灰白质交界处、胼胝体，以及大脑脚处可见散在、多发、少量高密度小出血灶，且无局部占位效应。

（四）创伤性脑梗死

创伤性脑梗死是颅脑损伤较为常见的并发症。外伤后，脑血管本身遭受机械性损伤或血管受压、血管痉挛，加上脑外伤引起的血流动力学改变等因素，导致血栓形成、脑血管闭塞，从而使其供血部位的脑组织发生梗死。

1. 诊断要点

（1）临床表现大多在伤后 10 ～ 24 小时出现，少数患者可延至数日或数周。

（2）轻型脑损伤的患者，如果在伤后 1 ～ 2 天病情突然加重，临床表现与脑损伤不符，可疑为创伤性脑梗死。

（3）重型脑损伤伴有梗死的患者，若诊断有困难时，需要密切观察，及时采用影像学检查。

（4）MRI 检查：弥散成像和灌注成像在脑缺血后数小时即可发现信号变化，1 天后在 T_1WI 上呈低信号，T_2WI 上呈高信号；当缺血区囊变时，信号则与脑脊液相似。

2. CT 表现

（1）24 小时后可见边界不清的低密度区，其部位和范围与闭塞的动脉分布一致，CT 图像表现与一般缺血性脑梗死相似。

（2）1 ～ 2 周病灶密度更低，且有不同程度的水肿和占位效应。

（3）2 ～ 3 周病灶密度相对增高，边缘反而更模糊。

（4）4 ～ 8 周病灶密度又进一步降低，与脑脊液相似。

（5）增强扫描在发病后 3 ～ 7 天可出现强化，2 ～ 3 周可见明显线状、脑回状强化影。

第六章　呼吸系统疾病的 CT 诊断

第一节　肺炎

肺炎是肺部常见的感染性疾病，按病变的解剖分布可分为大叶性肺炎、小叶性肺炎和间质性肺炎，比较特殊的还有球形肺炎和机化性肺炎。

一、概述

肺炎大多由肺炎链球菌引起，少数由双球菌、葡萄球菌、流感杆菌和病毒引起。肺炎的常见类型有以下几种。

（1）大叶性肺炎：青壮年多见，病理改变分为充血水肿期、红色肝样变期、灰色肝样变期和溶解消散期四期。起病急，常伴有高热、寒战、咳嗽、胸痛，开始无痰或少量黏痰，发展到红色肝样变期咳黏稠的铁锈色痰。实验室检查白细胞总数及中性粒细胞明显升高。

（2）小叶性肺炎：又称支气管肺炎，多见于婴幼儿及年老体弱者，病理改变为小叶支气管壁水肿、间质炎性浸润、肺小叶渗出和实变，可引起阻塞性肺气肿或小叶肺不张。病情较重，常伴有发热、胸痛、呼吸困难，病初干咳，继而咳泡沫黏痰及脓痰；部分体弱、机体反应低下者，可不发热。实验室检查部分年老体弱者，白细胞总数可不增加。

（3）间质性肺炎：本病多见于婴幼儿，病理改变为肺间质的浆液渗出及炎性细胞浸润。常见临床症状是气短、咳嗽和乏力，体重减轻，少数可见低热，听诊有爆裂音。实验室检查患者白细胞总数变化不明显。

（4）金黄色葡萄球菌性肺炎：由金黄色葡萄球菌引起，好发于小儿和老年人。其病理变化是感染物阻塞细支气管，小血管炎性栓塞，致病菌繁殖引起肺组织化脓性炎症、坏死，形成肺脓肿，继而坏死组织液化破溃并经支气管部分排出，形成有液 – 气平面的脓腔。支气管壁的水肿和反射性痉挛，易发生活瓣性阻塞而形成肺气肿或肺气囊。病程进展快，临床症状重。

（5）球形肺炎：是由细菌或病毒感染引起的急性肺部炎症，以细菌感染为主，基本病理变化有炎性渗出、增生和实变。

（6）机化性肺炎：本病多见于成人，病理改变为肺泡壁成纤维细胞增生，侵入肺泡腔和肺泡管内发展成纤维化，并伴有不同程度的间质和肺泡腔的慢性炎性细胞浸润。本病症状缺乏特异性，多为发热、气短、咳嗽、胸痛等，平均持续时间为 5 周。

二、CT 表现

（1）大叶性肺炎：①充血期呈边缘模糊的磨玻璃样影，内可见肺纹理。②实变期呈大叶或肺段分布的大片状密度增高影，边缘清楚，内可见支气管充气征。③消散期病灶密度降低且不均匀，呈散在的斑片状阴影。

（2）小叶性肺炎：常呈沿肺纹理分布的大小不等的斑片状影，可融合成大片。肺内可见支气管充气征，病变好发于两肺中下部内中带，可伴有肺气肿、小叶肺不张、空洞及胸膜腔积液等并发症。

（3）间质性肺炎：支气管血管束增粗，双肺磨玻璃影，严重者伴有斑片状密度增高阴影。肺门、纵隔淋巴结可增大。

（4）金黄色葡萄球菌性肺炎：①片状影。呈分布于多个肺段的散在片状影，边界模糊、大小不等。②团块状影。多见于血源性感染者，多肺段分布，病灶呈多发，大小不一、边界较清楚的团块影。③空洞影。多发，有大小不一的厚壁空洞，可有液气平面。④气囊影。常呈位于片状和团块状影间的多个类圆形薄壁空腔，有时可见液气平面。肺气囊变化快，一日内可变大或变小，一般随炎症的吸收而消散。⑤脓气胸。气囊或脓肿穿破胸膜，出现脓胸或脓气胸。⑥上述表现具有多样性，可为一种为主或多种形态并存，短期内变化明显。

（5）球形肺炎：①呈孤立圆形或类圆形病灶，以双肺下叶背段和基底段、近胸膜面多见，且邻近胸膜的病变，病灶两侧缘垂直于胸膜，呈刀切样边缘，为特征性改变。②边缘毛糙、不规则，可伴有长毛刺状或锯齿状改变。③密度中等，均匀或不均匀，通常病变中央密度较高，周边密度较淡，呈晕圈样改变。④周围血管纹理增多、增粗、扭曲；局部胸膜反应显著、广泛增厚。⑤有感染病史，抗感染治疗 2～4 周后病灶可缩小或吸收。

（6）机化性肺炎：呈楔形或不规则形病灶，贴近胸膜面或沿支气管血管束分布，可见支气管充气征，支气管血管束进入病灶为其特征性改变。病灶边缘不规则，呈粗长毛刺状或锯齿状，灶周常伴有斑片状影、条索状影、小支气管扩张及肺大疱形成。邻近胸膜增厚粘连。

三、鉴别诊断

（1）大叶性肺炎溶解消散期的鉴别：①按叶段分布、不同病理阶段的不同表现、支气管充气征及支气管通畅、无肺门与纵隔淋巴结肿大，以及抗感染治疗有效等临床特征都有利于大叶性肺炎的诊断。②并发空洞、索条影、钙化、卫星灶等症状及抗感染治疗无效等都有利于肺结核的诊断。③病变累及范围局限、支气管狭窄或闭塞伴管腔外壁肿块、肺门及纵隔淋巴结肿大、抗感染治疗效果不佳等均有利于肺癌的诊断。通常结合病史和实验室检查一般鉴别不难，鉴别困难时建议短期复查有利于鉴别。

（2）小叶性肺炎和间质性肺炎均有较典型的临床及影像学表现：金黄色葡萄球菌肺炎早期诊断有困难时建议短期复查，其影像学表现变化明显，且形态多变、发展迅速，发现空洞和肺气囊等有利于确诊。

（3）金黄色葡萄球菌性肺炎有时需与肺脓肿、肺内淋巴瘤相鉴别：CT 表现的多样性、多发性、肺气囊及短期病灶形态明显变化，为金黄色葡萄球菌性肺炎的诊断依据，结合临床表现及实验室检查不难诊断。

（4）球形肺炎应与结核球、周围型肺癌相鉴别：①结核球呈球形，边缘清晰锐利，密度高，可伴有钙化，邻近肺野有卫星灶或纤维条影及肺纹理纠集等慢性纤维化改变。球形肺炎形态上虽大体呈球形，但多数为楔形，其中贴近胸膜的楔形病灶具有特征性。球形肺炎边缘较毛糙、模糊，可伴有长毛刺状或锯齿状改变，有时可见晕圈征，反映病变的急性渗出性改变。②肺癌形态呈较规则球形，毛刺细短，边缘多较清晰，不见晕圈征，代表肿瘤的浸润性生长。球形肺炎增强后病灶中央可见规则、界面清晰的无强化区，反映了炎性坏死的特点，此症较具特征性。③周围型肺癌伴有分叶征、毛刺、胸膜凹陷征、空泡征等，可伴有肺门及纵隔淋巴结增大，球形肺炎没有上述表现。

（5）球形肺炎与肺内良性肿瘤和肺梗死相鉴别：①肺内良性肿瘤多形态规则、边缘光滑，邻近肺野及胸膜无异常改变，早期常无明显临床症状。②肺梗死表现为在肺的外围呈以胸膜为基底的楔状致密影，内部常伴有小透亮区，薄层 CT 扫描可见楔状影的顶端与一血管相连，此征对肺梗死的诊断很有价值。肺梗死的临床症状以气急、胸痛为主，咯血较少见，患者常伴有心肺疾病。

（6）机化性肺炎与周围型肺癌和肺结核相鉴别：①机化性肺炎因病灶内和周围纤维增生可引起支气管血管束增粗、扭曲、紊乱、收缩聚拢，并直接进入病灶。周围型肺癌引起的支气管血管束异常表现为支气管血管束呈串珠状增粗，至病灶边缘呈截断现象，常伴有肺门及纵隔淋巴结增大。周围型肺癌还可以有其他肿瘤征象，如分叶征、毛刺等。②机化性肺炎呈多边形或楔形，边缘呈锯齿状，可见粗长毛刺；周围型肺癌呈类圆形，边缘不规则，有分叶征及细小毛刺。③当机化性肺炎发生在结核的多发部位且与结核有类似征象时，鉴别诊断十分困难，需依赖病理诊断。

第二节　肺结核

肺结核是由结核分枝杆菌引起的肺部感染性疾病，其基本病理改变为渗出、增生和干酪样坏死。肺结核好转的病理改变为病变吸收、纤维化、钙化，而恶化进展的病理改变则为液化、空洞形成、血行或支气管播散。同一患者的病变可能处于某一病理阶段，也可能以一种病理改变为主、多种病理改变共存，或反复交叉出现。

目前本病分为五型，即原发性肺结核（Ⅰ型）、血行播散性肺结核（Ⅱ型）、继发性肺结核（Ⅲ型）、结核性胸膜炎（Ⅳ型）、其他肺外结核（Ⅴ型），本节着重介绍前三种。

根据病程的不同可分为进展期、好转期和稳定期。

一、原发性肺结核

原发性肺结核为初次感染的结核，包括原发综合征和胸内淋巴结结核，前者由原发病灶、结核性淋巴管炎及结核性淋巴结炎三部分组成，后者分为炎症型和结节型两类。

（一）临床表现

（1）常见于儿童和青少年，大部分患者无明显症状。

（2）可伴有低热、盗汗、消瘦和食欲减退等症状。

（3）实验室检查：白细胞分类中单核细胞和淋巴细胞增多，血沉加快，纯蛋白衍化物（purified protein derivative，PPD）强阳性具有诊断意义，痰中检出结核分枝杆菌可明确诊断。

（二）CT表现

（1）原发综合征：典型表现为原发病灶、支气管肺门淋巴结肿大和二者之间的条索状阴影（结核性淋巴管炎），三者组合呈"哑铃"形，通常在不同层面显示，必须结合上下层面和多平面重建观察。

①原发病灶呈斑片状、云絮状边缘模糊的阴影，也可为分布于一个或数个肺段的大片状实变。原发病灶可发生干酪样坏死而出现空洞，可通过支气管、淋巴或血行播散。

②结核性淋巴结炎表现为肺门及纵隔淋巴结肿大。

③结核性淋巴管炎表现为原发病灶与肺门之间的不规则条索状阴影，较为少见。

（2）胸内淋巴结结核：①原发病灶很小或已被吸收。②肺门、气管、支气管和隆突下淋巴结肿大，以右侧气管旁淋巴结肿大多见，一侧肺门增大较双侧增大多见。③炎症型肿大的淋巴结密度较高，边缘模糊，结节型肿大的淋巴结边缘清晰。多个淋巴结肿大时，边缘可呈波浪状。增强扫描融合团块影可见多环状强化。④肿大的淋巴结压迫支气管可引起肺不张，可发生钙化。⑤淋巴结结核可通过支气管或血行播散。

（三）鉴别要点

（1）原发病灶与肺炎相鉴别：肺炎有急性感染症状，无支气管肺门淋巴结肿大，实验室检查和抗感染治疗有效有助于鉴别二者。

（2）胸内淋巴结结核与淋巴瘤相鉴别：淋巴瘤呈双侧分布，可融合成团块状，CT 增强时，增大的淋巴结呈周边环状强化。

二、血行播散性肺结核

血行播散性肺结核分为急性、亚急性、慢性血行播散性肺结核。急性血行播散性肺结核是由于大量结核分枝杆菌一次性进入血液循环所致的肺内播散，而慢性血行播散性肺结核则是由于结核分枝杆菌少量、多次进入血液循环所引起的。

（一）临床表现

（1）急性血行播散性肺结核：表现为寒战、高热、气急、盗汗，病情急，症状重。

（2）亚急性、慢性血行播散性肺结核：因患者的发病年龄、体质及体内结核分枝杆菌数量、播散速度的不同而有不同表现，有的仅有呼吸道症状和乏力，有的有发热、咳嗽、盗汗、消瘦等表现。

（3）实验室检查：急性者血沉增快，白细胞总数可降低，结核菌素试验可为阴性。

（二）CT 表现

（1）急性血行播散性肺结核：①特征性表现为两肺弥漫性分布的、大小一致的粟粒样影，直径为 1 ～ 3 mm，密度均匀，无钙化，HRCT 显示更为清晰。②病变发展到一定阶段，部分病灶可融合。

（2）亚急性、慢性血行播散性肺结核：①病灶结节分布不均，多见于中上肺野；结节大小不一，小者如粟粒，大者融合成块。②结节密度不均，上部病灶密度较高，边缘清楚，可有部分纤维化或钙化；下部病灶可为增生性病灶或斑片状渗出性病灶。③病变恶化时，结节融合扩大，溶解播散，形成空洞。④可见肺门及纵隔淋巴结肿大，淋巴结内呈低密度，增强扫描呈周边环状强化，部分患者并发肺外结核。

（三）鉴别要点

（1）急性血行播散性肺结核具有"三均"特点，结合临床一般不难诊断，主要需与肺血行转移瘤、结节病和肺血吸虫病相鉴别：①肺血行转移瘤病灶分布不均匀，肺外周多见，且大小不一致，有原发恶性肿瘤病史，通常无肺间质改变及胸内淋巴结肿大。②结节病病灶分布于胸膜下及支气管血管束周围，分布不均匀，大小不一，有肺间质改变及胸内淋巴结肿大。③肺血吸虫病病灶分布不均匀，以中、下肺中内带为主，病灶大小、形态各异，实验室检查血液嗜酸性粒细胞增多，结合流行病学资料可鉴别。

（2）亚急性、慢性血行播散性肺结核应与尘肺病和细支气管肺泡癌相鉴别：①尘肺病结节多分布于上肺、肺门旁及后肺部，伴支气管血管束模糊、增粗，尘肺结节可融合成团块，大于 4 cm 的团块常有坏死和空洞形成，病灶外缘可见不规则肺气肿和肺大疱，结合临床表现和职业史鉴别不难。②细支气管肺泡癌癌组织沿肺泡管、肺泡弥漫性生长，呈大小不等多发性结节和斑片状阴影，边界清楚，密度较高，进行性发展和增大，且伴有进行性呼吸困难，根据临床表现、实验室检查等资料进行综合判断可鉴别。

三、继发性肺结核

（一）浸润性肺结核

浸润性肺结核为外源性再感染结核分枝杆菌或体内潜伏的病灶活动进展所致，多见于成人，好发于肺内上叶尖、后段和下叶背段，病理和 CT 表现多种多样，通常多种征象并存。早期渗出性病灶经系统治疗可完全吸收，未及时治疗或治疗不规范者可发生干酪样坏死而形成干酪性肺炎，或经液化排出形成空洞，或经支气管播散形成新的病灶，或经纤维组织包裹和钙化而痊愈。

1. 临床表现

（1）免疫力较强时多无症状，部分患者在体检中被发现。

（2）呼吸系统症状表现为咳嗽、咳痰、咯血，或伴有胸痛。

（3）全身症状主要有低热、盗汗、乏力、午后潮热、消瘦。

（4）实验室检查：痰检、痰培养找到结核分枝杆菌可确诊，PPD 试验、聚合酶链反应及血沉具有重要诊断价值，白细胞分类中，单核细胞和淋巴细胞增多具有参考意义。

2.CT 表现

1）活动的浸润性肺结核常见征象

（1）斑片状实变：密度较淡、边缘模糊，病理改变为渗出。

（2）肺段或肺叶实变：边缘模糊不清，密度较高且不均匀，可见支气管充气征或（和）虫蚀样空洞形成，常见于干酪性肺炎，病理改变为渗出与干酪样坏死。

（3）结核性空洞：浅小气液平面的空洞伴有灶周其他形态病灶和支气管播散灶，被认为是典型的浸润性结核空洞。

（4）支气管播散灶：沿支气管分布的斑点状、小片状实变影，病变可融合，为干酪样物质经支气管引流时，沿支气管播散所致。

2）稳定的浸润性肺结核常见征象

（1）间质结节：呈分散的梅花瓣状，密度较高，边缘较清晰，其内部可见钙化现象，是肺结核的典型表现，病理改变为增殖。

（2）结核球：边界清晰的类圆形结节，可有轻度分叶状，大小不等，密度较高，CT 增强可见环形强化，内常有钙化、裂隙样或新月样空洞，周围可见卫星灶，病理改变为纤维组织包裹的局限性干酪样病灶。

若上述病灶在复查中出现形态、大小及密度的变化，则被认为具有活动性。

3）结核病灶愈合的常见征象

（1）钙化：大小不等，形态不规则。

（2）纤维化性病灶：不同形态条索状密度增高影，可单独存在或与其他形态病灶同时存在。

3. 鉴别要点

（1）结核球与周围型肺癌相鉴别：①肺癌边缘不规则，常可见到分叶征、细短毛刺、空泡征、脐凹征、兔耳征、阳性支气管征和血管切迹征等征象，纵隔及支气管肺门淋巴结肿大，随诊观察发现病灶增长较快，增强CT明显强化。②结核球多见于年轻患者，大部分患者无症状，多位于结核好发部位。病灶边缘整齐，形态相对规则，中心区密度较低，可见空洞与钙化现象，周围常有卫星灶，病灶与胸膜间可见粘连带，无纵隔及支气管肺门淋巴结肿大，增强CT无强化或轻度环形强化，随诊观察病变无明显变化，可追溯到既往结核病史。

（2）肺结核空洞与癌性空洞相鉴别：①结核性空洞形态、大小不一，洞壁为未溶解的干酪性病灶及纤维组织，内壁光滑或不规则，外壁较清晰，周围有卫星灶、下叶可见支气管播散灶；纤维空洞性肺结核为纤维厚壁空洞伴广泛纤维增生，鉴别不难。②癌性空洞壁较厚，偏心状，外壁常有分叶征及毛刺，内壁不规则，可见壁结节；通常无液平和卫星灶；随着肿瘤的继续生长，空洞可被瘤细胞填满而缩小，甚至完全消失。

（二）慢性纤维空洞性肺结核

慢性纤维空洞性肺结核属于继发性肺结核晚期类型，由于浸润性肺结核长期迁延不愈，肺结核病灶严重破坏肺组织，使肺组织严重受损，形成以空洞伴有广泛纤维增生为主的慢性肺结核。

1. 临床表现

（1）病程长，病情反复进展恶化。

（2）肺组织破坏严重，肺功能严重受损，可伴有肺气肿和肺源性心脏病。

（3）结核分枝杆菌长期检查为阳性，常耐药。

2. CT 表现

（1）纤维空洞主要表现：①多位于中上肺野的纤维厚壁空洞，空洞内壁较光滑，一般无液平面。②空洞周围有广泛纤维条索状病灶和增殖性小结节病灶。③同侧或对侧肺野可见斑片状或小结节状播散性病灶。

（2）肺硬变，受累肺叶大部被纤维组织所取代，可见不同程度钙化，肺体积明显缩小、变形，密度增高。

（3）病变肺纹理紊乱，肺门上提，定位像提示下肺纹理牵直呈垂柳状。

（4）患侧胸膜肥厚粘连，邻近胸廓塌陷，肋间隙变窄。健肺代偿性肺气肿，纵隔向患侧移位。

第三节　肺结节

一、肺结节定义

（1）实性肺结节：肺内圆形或类圆形边界清楚的软组织密度病灶，小于 3 cm 的称结节，大于 3 cm 的称肿块。

（2）亚实性肺结节：所有含磨玻璃密度的肺结节都称为亚实性肺结节。如果病灶内不含实性成分称为纯磨玻璃结节，含有实性成分则称为混杂性磨玻璃结节或部分实性结节。

（3）磨玻璃密度影和磨玻璃结节：磨玻璃密度影是在高分辨率 CT 上局部肺组织呈模糊的轻度密度增高，但其中的支气管血管束仍可显示。磨玻璃密度影的病理基础为出现肺泡内气体减少，细胞数量增多，肺泡上皮细胞增生，肺泡间隔增厚和终末气囊内部分液体填充，且肺泡尚未完全塌陷的影像。如果病变局限，称为局灶性磨玻璃影；如果病灶边界清楚，呈圆形或类圆形，有结节状，则称为磨玻璃结节。无实性成分且磨玻璃密度影比例大于 95% 的称为纯磨玻璃结节，其病理基础是病变组织沿肺泡壁覆壁生长，不伴有肺泡结构的破坏，肺泡含气比较充分。磨玻璃结节可由多种病变引起，如炎性病变、局限性纤维化、出血、腺癌或不典型腺瘤样增生等病变。

（4）周围型肺癌薄层 CT 分类：周围型肺小腺癌缺乏一般肺癌的影像学表现。研究认为，将肺癌的 CT 表现分为以下六种类型：①Ⅰ型，纯磨玻璃密度结节；②Ⅱ型，均匀的稍高密度结节；③Ⅲ型，密度不均匀结节；④Ⅳ型，晕状结节，表现为中心高密度而周围为磨玻璃密度；⑤Ⅴ型，实性结节伴少量磨玻璃密度成分；⑥Ⅵ型，密度均匀一致的软组织密度结节。

二、肺结节 CT 检查技术

肺内亚实性结节大多是在患者体检或筛查时发现的亚临床病灶，其特点是体积小、密度低，若使用的检查技术不恰当就会漏掉病灶或不能充分展现病变的影像学特征。某研究提出，CT 层厚应小于 1 mm，应使用靶扫描或靶重建，采用多种后处理方式显示病灶特征，随访过程中每次检查使用相同的扫描参数、显示视野和重建方法，并尽量在同一家医院检查，使误差控制在尽可能小的范围。

三、肺结节基本征象

肺结节基本征象，主要用于肺癌的影像学鉴别诊断。

（1）圆形肿块征：肺癌结节以类圆形、椭圆形较多，也可呈不规则形或多种形态混杂，肺癌结节与良性结节重叠很多，鉴别诊断价值有限。

（2）分叶征：结节表面凹凸不平，非纯粹的圆形或椭圆形，绝大多数周围型肺癌有分叶征（生长速度不同或受牵拉阻挡）。有研究将分叶征分为浅分叶、中分叶和深分叶三种，但结核球、良性肿瘤也可以分叶，因此需要结合其他征象综合分析。

（3）毛刺征：结节轮廓清楚，典型者在 CT 图像肺窗上表现为瘤周放射状排列的细短小刺。多数结节仅能在部分边缘上见到毛刺，常见于远离肺门侧的肺结节边缘毛刺。病理上瘤组织沿血管支气管向外浸润，伴有炎症反应及结缔组织增生，毛刺是肿瘤收缩牵拉周围的小叶间隔所致，CT 检查高度提示肺癌，但肺癌的边缘有时光滑，有时稍微模糊。

（4）空泡征：病灶内小于 5 mm（多为 1 ~ 2 mm）的点状透亮影，呈单个或多个分布，边界清楚，位于结节中央或边缘，早期 3 cm 以下的小肺癌最为常见。病理上为残存、扭曲的肺泡和细支气管，空泡征象的特异性较高。

（5）支气管充气征：呈现上下层连续、长条状或分支状的小透亮区域，这些区域与支气管相关或与血管伴行的小透亮影。在良性病变中，支气管充气征通常表现为逐渐分支且管腔均匀分布；恶性病变则管腔狭窄、截断并可被黏稠分泌物阻塞导致扩张（亦多见于小于 3 cm 的小肺癌），远端粗于近端以及支气管黏液嵌塞征。

（6）空洞征：病灶内呈较大而无管状形态的透亮影，病理上由病灶内坏死液化物经支气管排出所致。影像上显示大于相应支气管直径的 2 倍，且与上下层面支气管不连续，或大于 5 mm 的圆形或类圆形空气样低密度影。3 cm 以下肺癌坏死空洞少而炎性结节多。

（7）棘状突起：指自结节边缘向外围伸展的较为粗长的尖角状突起，其基底部宽度在 3 mm 以上，长度是基底宽度的 2 倍以上。这些突起数目可多可少，它们可能源于肿瘤分叶结构，或是肿瘤直接延续的结果反映了肿瘤前端的浸润性生长，这些均对肺癌的定性诊断具有较高价值。

（8）血管集束征：一般表现为多根细小血管向结节聚集，本质是病灶内纤维增生，牵拉邻近肺结构包括血管，使血管分布改变，良性、恶性病变有重叠。由于肺动脉在肺外围过于细小，见到的大多数是肺静脉，当肺静脉被包绕中断时，提示恶性病变。

（9）胸膜凹陷征：表现为规则线条影自结节牵拉胸膜，胸膜陷入形成喇叭口状，凹入处为液体（叶间胸膜凹陷空间被肺组织代偿性填充可无液体），横轴面显示率较低，三维显示效果较好。

第四节　肺肿瘤

一、肺癌

肺癌是我国最常见的恶性肿瘤之一，CT 诊断在肺癌的鉴定中占有十分重要的地位。

随着 CT 技术的不断进步，扫描设备的不断改进以及肺癌 CT 诊断经验的不断积累，CT 在肺癌的诊断上将发挥更重要的作用，在肺癌的早期诊断、病期的确定，以及临床治疗效果的观察方面具有重要价值。

（一）病理

（1）根据肺癌的组织学分类，可分为五种类型，即鳞状细胞癌、未分化癌（大细胞癌与小细胞癌）、腺癌、细支气管肺泡癌，还有以上几种类型的混合型，如腺鳞癌。

①鳞状细胞癌：在支气管肺癌中发生率最高，较多发生于大支气管，常环绕支气管壁生长，使支气管腔狭窄，亦可向腔内凸出呈息肉样，其空洞发生率较其他类型高。鳞状细胞癌生长较慢，病程较长，发生转移较晚。鳞状细胞癌的发展趋向于直接侵犯邻近结构。

②未分化癌：未分化癌的发生率仅次于鳞状细胞癌，约占肺癌的40%，患者发病年龄较小，生长速度快，恶性程度高，早期可有淋巴或血行转移。未分化癌大多向管壁外迅速生长，在肺门区形成肿块，较少形成空洞。

③腺癌：腺癌的发生率仅次于鳞状细胞癌和未分化癌，约占肺癌的10%，腺癌较多发生于周围支气管，亦能形成空洞，但较鳞状细胞癌少见。腺癌早期就有

血行转移，淋巴转移也较早，较易侵犯胸膜，可出现胸膜转移。

④细支气管肺泡癌：起源于终末细支气管和肺泡上皮，其发生率占肺癌的2%～5%，分为孤立型、弥漫型与混合型。细支气管肺泡癌生长速度差异很大，有的发展非常迅速，有的发展非常缓慢，甚至可多年保持静止状态。

（2）根据肺癌的发生部位可分为中央型、周围型和弥漫型。根据肿瘤形态，肺癌可分为六个亚型，即中央管内型、中央管壁型、中央管外型、周围肿块型、周围肺炎型及弥漫型。

①中央管内型肺癌：中央管内型是指癌瘤在支气管腔内生长，呈息肉状或丘状附着于支气管壁上。肿瘤侵犯黏膜层或（和）黏膜下层，可引起支气管不同程度的阻塞，产生肺不张、阻塞性肺炎、支气管扩张或肺气肿。

②中央管壁型肺癌：指肿瘤在支气管壁内浸润性生长，也可引起支气管腔不同程度的狭窄。

③中央管外型肺癌：指肿瘤穿破支气管壁的外膜层并在肺内形成肿块，可产生轻度肺不张或阻塞性肺炎。

④周围肿块型肺癌：表现为肺内肿块，边缘呈分叶状或规整，瘤肺界面可有或无间质反应，也可有一薄层肺膨胀不全圈。肿块内可形成瘢痕或坏死，当肿瘤位于胸膜下或其附近时，因肿瘤内瘢痕收缩，肿瘤表面胸膜可形成胸膜凹陷，肿瘤坏死经支气管排出后，可形成空洞。

⑤周围肺炎型肺癌：可占据一个肺段大部、一个或一个以上肺段，有时可累及一个肺叶。其病理所见与大叶性肺炎相似，肿瘤周边部与周围肺组织呈移行状态，无明显分界。此型多见于细支气管肺泡癌。

⑥弥漫型肺癌：发生于细支气管与肺泡上皮，病灶弥漫分布于两肺，呈小灶或多数粟粒样病灶，亦可两者同时存在。此型多见于细支气管肺泡癌。

（二）临床表现

肺癌在早期通常不产生任何症状，多数在查体时才发现病变。最常见的症状为咳嗽，多数患者可表现为刺激性呛咳，一般无痰，继发感染后可有脓痰；其次为血痰或咯血，为癌肿表面破溃出血所致，一般多是痰中带有血丝。

肺癌阻塞较大的支气管，可产生气急和胸闷；当支气管狭窄、远端分泌物滞留并发生继发性感染时，可引起发热。

肿瘤侵犯胸膜或胸壁可引起胸痛，当胸膜转移时，如产生大量胸腔积液，可出现胸闷、气急的现象。肺癌常转移至脑，临床表现与原发脑肿瘤相似。纵隔内淋巴结转移，可侵犯膈神经，引起膈麻痹，侵犯喉返神经可引起声音嘶哑。上腔静脉被侵犯阻塞后，静脉回流受阻，可引起脸部、颈部和上胸部的水肿和静脉怒张。本病尚可引起四肢长骨、脊柱、骨盆与肋骨转移，往往产生局部明显的疼痛及压痛，有的患者可引起内分泌症状。肺上沟瘤侵犯胸壁，可产生病侧上肢疼痛、运动障碍和水肿。

（三）CT 表现

1. 中央型肺癌

CT 检查能显示支气管腔内肿块、支气管壁增厚、支气管腔狭窄与阻塞、肺门区肿块等肺癌的直接征象，以及继发的阻塞性肺炎、肺不张及病灶附近或（和）肺门的淋巴结肿大等征象。CT 检查对于显示右上叶前段、后段、右中叶，左上肺主干与舌段支气管，以及两下肺背段病变较常规 X 线平片和断层为优，CT 图像可显示支气管腔内和沿管壁浸润的早期肺癌。

2. 周围型肺癌

周围型肺癌在 CT 图像上有一定特征，即使小于 2 cm 的早期肺癌，也有明确的恶性 CT 征象。

（1）形态：多为圆形或类圆形的小结节（或肿块），但也有的可呈斑片状或星状。

（2）边缘：多不规则，有分叶征切迹，多为深分叶；可见锯齿征，小棘状突起与细毛刺，肺癌的毛刺多细短、密集，大小较均匀，密度较高。病理上为肿瘤的周围浸润及间质反应所致。

（3）内部密度：大多数肿瘤密度较均匀，部分密度不均匀，可见空泡征和空气支气管征，以及蜂窝状改变。病理上为未被肿瘤侵犯的肺组织，小支气管或细支气管的断面，以及乳头状突起之间的气腔。上述 CT 征象多见于细支气管肺泡癌与腺癌。钙化现象少见，可为单发，呈小点状，位于病变中央或偏心区域，病理基础可能是肺癌组织坏死后的钙质沉着，亦可能是原来肺组织内的钙化病灶被肿瘤包裹所致。病变的 CT 值对诊断帮助不大。

（4）血管支气管集束征：肿块周围常可见血管与小支气管向病变聚集。

（5）病变远侧（胸膜侧）出现模糊小片影或楔形致密影：此为小支气管与细支气管阻塞的表现。

（6）亚段以下支气管截断、变窄。

（7）空洞：肺癌的空洞形态不规则，洞壁厚薄不均，可见壁结节；多见于鳞状细胞癌，其次为腺癌。

（8）胸膜凹陷征：因肿瘤内瘢痕形成，易牵拉脏层胸膜形成胸膜凹陷征，肺癌胸膜改变较局限。

上述周围型肺癌的征象在病变早期显示得十分清楚、明确。对于某一患者来说不一定具备所有这些征象，可能只出现其中 2～3 个征象。

周围型肺癌中需特别提出的是孤立型细支气管肺泡癌，在常规 X 线上常被误诊为结核或炎症或因病变较小而漏诊。而 CT 表现有一定特征，如能对其 CT 表现有一定认识，一般能做出正确诊断。此外，尚有以下几个特点：①病变位于肺野外周胸膜下。②形态不规则，呈星状或斑片状。③多数病变有空泡征或（和）空气支气管征。④胸膜凹陷征发生率高。

3. 弥漫型肺癌

本病见于弥漫型细支气管肺泡癌，有两种情况：一是病变累及一个肺段或整个肺叶，二是病变广泛分布于两肺。因其手术机会少，不易被证实。根据病变形态可分为四个亚型：蜂房型、实变型、多灶型、混合型。其可归纳为五个有特征性的征象。①蜂房征：病变区内密度不均，呈蜂房状气腔，大小不一，为圆形及多边形，病理基础是癌细胞沿着肺泡细支气管壁生长，但不破坏其基本结构，而使其不规则增厚，故肺泡腔不同程度存在；此征与支气管充气征同时存在，有定性意义。②支气管充气征：与一般急性炎性病变不同，特点是管壁不规则，凹凸不平，普遍性狭窄，支气管呈僵硬、扭曲；主要是显示较大的支气管，较小的支气管大部分不能显示，可呈枯树枝状；可与炎症性病变相鉴别。③磨玻璃征：受累肺组织呈近似水样密度的网格状结构，呈磨玻璃样外观，病理基础是受累增厚的肺泡内充满黏液或其他渗液。④血管造影征：增强扫描前可见病变以肺叶、肺段分布，呈楔形的实变，病变尖端指向肺门，外围与胸膜相连，密度均匀一致，边缘平直，亦可稍外凸或内凸，无支气管充气征；增强后可见低密度区内树枝状血管增强影。⑤两肺弥漫分布的斑片状与结节状阴影。

4. 多原发肺癌

本病是指肺内发生两个或两个以上的原发性肺癌。肺内同时发生的肿瘤，称为同时性；切除原发性肺癌后，出现第二个原发性肺癌，称为异时性。多原发肺癌的诊断标准：①异时性。肿瘤组织学不同；肿瘤组织学相同，但间隔 2 年以上；需原位癌；第二个癌在不同肺叶；并且二者共同的淋巴引流部位无癌；诊断时无肺外转移。②同时性。肿瘤大体检查不同并分开；肿瘤组织学相同，但在不同的肺段、肺叶或肺内，并属原位癌或二者共同的淋巴引流部位无癌；诊断时无肺外转移。

CT 检查时，对于两肺同时出现孤立性块影或肺内同时存在孤立性病变与支气管的狭窄阻塞，或首次原发癌切除 2 年后，肺内又出现任何肿瘤的情况，此时应考虑第二个原发癌的可能性。多原发肺癌的 CT 表现大多呈孤立的结节状或块状软组织影，可有分叶征和毛刺，支气管狭窄或阻塞性肺炎与肺不张等征象；而转移癌常呈多发的球形病变，边缘较光滑，多无分叶、毛刺或肺不张征象。

（四）鉴别诊断

1. 中央型肺癌

中央型肺癌有典型的 CT 表现，一般诊断不难，但有时其所引起的支气管阻塞性改变与支气管结核的表现存在鉴别上的困难。支气管结核可引起肺叶不张征象，甚至一侧全肺不张征象；在 CT 图像上，支气管腔显示逐渐变窄而闭塞，但不形成息肉样或杯口样肿块影；支气管结核在狭窄的支气管周围很少形成明显的肿块影，通常没有明显的肺门或纵隔淋巴结肿大；如有淋巴结肿大，一般较小，常位于气管旁，通常可见钙化现象，在肺内常可见支气管播散病灶。这些特征可作为鉴别肿瘤类型时的依据，支气管结核多见于青年人。

中央型肺癌尚需与引起肺门肿块的其他疾病相鉴别。这些疾病包括转移性肿瘤、淋巴瘤、淋巴结结核、结节病以及化脓性炎症等，支气管肺门淋巴结肿大且大多见于两侧，支气管腔无狭窄，无腔内肿块，有时有压迫移位，但内壁光滑，肿大淋巴结位于支气管壁外。

2. 周围型肺癌

肺内孤立型球形病变的病因很多，以肺癌与结核球多见，其他还有转移瘤、良性肿瘤、支气管囊肿、球形肺炎等，应注意与上述肿瘤相鉴别。

①结核球：边缘多光滑，多无分叶征和毛刺，病灶内可见微细钙化，呈弥漫或均匀一致性分布，CT 值多高于 160 HU，可有边缘性空洞呈裂隙状或新月形；结核周围大多有卫星病灶，局限性胸膜增厚多见。

②转移瘤：转移瘤有各种形态，一般病灶多发，大小不一，形态不相似。由于转移瘤来自肺毛细血管后微静脉，因而病变与支气管无关。

③良性肿瘤：病变密度均匀，边缘光滑，分叶征切迹不明显，多无细短毛刺与锯齿征以及胸膜皱缩，无空泡征与支气管充气征。错构瘤内可见钙化现象，CT 值可高于 160 HU，也可见脂肪组织，CT 值为 0 ～ –50 HU。

④支气管囊肿：含液支气管囊肿发生在肺内可呈孤立性肿块阴影；CT 检查

表现为边缘光滑清楚的肿块，密度均匀，CT值为 0 ～ 20 HU；当囊肿内蛋白成分丰富时，CT值可达 30 HU 以上，增强扫描后无增强改变。

⑤球形肺炎：多呈圆形或类圆形，边缘模糊不清，病变为炎性且密度均匀，多无钙化现象，有时周围可见细长毛刺，周围胸膜反应较显著，抗感染治疗后短期复查病灶逐渐缩小。

⑥肺动静脉瘘或动静脉畸形：CT表现为软组织密度肿块，呈圆形或椭圆形，可略有分叶征，边缘清晰，病灶和肺门之间有粗大血管影相连，动态增强扫描呈血管增强，有助于与非血管性疾病相鉴别。

二、支气管腺瘤

支气管腺瘤发生于支气管黏膜腺体上皮细胞，女性患者较多见。

（一）病理

支气管腺瘤可分为两种类型，即中央型和类癌型，以前者多见，占支气管腺瘤的 85% ～ 95%。中央型腺瘤又可分为圆柱瘤、粘液上皮样瘤和多形性腺瘤。约 75% 的支气管腺瘤发生于大支气管，常称其为中央型腺瘤，支气管镜检查可以看到肿瘤。中央型腺瘤常向支气管腔内生长，并呈息肉样，可引起支气管腔的狭窄、阻塞，产生阻塞性肺炎和肺不张征象及支气管扩张等继发改变。类癌型腺瘤是低度恶性的肿瘤，常有局部侵犯，可累及支气管壁并向外生长，形成肺门肿块，可转移到局部淋巴结并可有远处转移。

（二）临床表现

中央型腺瘤可引起支气管腔阻塞，产生阻塞性肺炎、肺不张征象，引起发热、咳嗽、咳痰和咯血。类癌型腺瘤偶可产生类癌综合征，出现面部潮红、发热、恶心、呕吐、腹泻、低血压、支气管哮鸣、呼吸困难以及心前区收缩期杂音等症状。

（三）CT 表现

中央型腺瘤表现为支气管腔内息肉样肿瘤，支气管腔阻塞中断，断端常呈杯口状。其远侧可有阻塞性炎症或肺不张表现。本病反复感染发作可导致支气管扩张或肺脓肿。当肿瘤侵犯支气管壁并向壁外发展形成肺门肿块，以及转移到支气管肺门淋巴结时，难以与支气管肺癌鉴别。类癌型腺瘤CT表现为肺野内球形病变，通常轮廓清楚、整齐光滑、密度均匀、不形成空洞，可有钙化现象但很少见。CT 表现接近于良性肿瘤，但有些腺瘤可有分叶征，并可伴有细小毛刺影，与肺癌甚为相似。

三、肺部其他肿瘤与肿瘤样病变

（一）肺部原发性良性肿瘤

1. 临床表现

肺部原发性良性肿瘤比较少见，肿瘤类型很多，有平滑肌瘤、纤维瘤、脂肪瘤、血管瘤、神经源性肿瘤、软骨瘤等。错构瘤虽属发育方面的因素引起，但性质近似良性肿瘤，故归入本节叙述。这些肿瘤多数无任何症状，在胸部 X 线检查时才被发现。有些周围型肿瘤可有痰中带血现象。发生于大支气管者可以引起支气管腔的阻塞，产生阻塞性肺炎、肺不张征象。

2. CT 表现

大多数没有特征性的 CT 征象，不同类型的肿瘤 CT 表现相似，很难加以区别；发生于周围肺组织的肿瘤，通常表现为肺内球形肿块，边缘清楚、整齐光滑，形态多为圆形或椭圆形，可有分叶征，但多为浅分叶征，多数密度均匀，但不少良性肿瘤可有钙化现象。其中，错构瘤与软骨瘤的钙化更为多见。钙化现象通常为斑点状或结节状，可自少量至大量。错构瘤钙化可表现为爆米花样。脂肪瘤呈脂肪密度，含有脂肪组织的肿瘤密度部分下降，少数错构瘤有此征象，其 CT 值常在 –50 HU 以下。空洞在良性肿瘤中极少见，病变周围无卫星灶。良性肿瘤生长缓慢，无肺门及纵隔淋巴结肿大。

（二）肺炎性假瘤

1. 病理

肺炎性假瘤是由非特异性炎症细胞积聚导致的肺内肿瘤样病变，但并非真正的肿瘤，也不是其他特异性炎症引起的肿瘤样病变，如结核球，因此称为肺炎性假瘤。肺炎性假瘤可有包膜或无包膜，其发病率居于肺内良性球形病变的第二位。女性患者较多见，发病以中年人为主。病理分型尚不统一，根据细胞及间质成分之不同，可有多种名称，如纤维组织细胞瘤、黄色瘤样肉芽肿、浆细胞肉芽肿、纤维性黄色瘤、硬化性血管瘤等。

患者大多有急性或慢性的肺部感染病史，约 1/3 的患者无临床症状或症状甚轻微，多数患者仅有胸痛、胸闷、干咳的症状；少数患者痰中带血丝，一般无发热现象。

2. CT 表现

病灶多近肺边缘部，与胸膜紧贴或有粘连，呈圆形或卵圆形结节或肿块；直径小于 10 cm，多为 2 ~ 4 cm；边缘清楚、锐利。多无分叶征象，偶有小切迹，亦可呈不规则形，边缘较毛糙，肿块周围可有粗长条索血管纹理或棘状突起。密度多数均匀，但个别病例可有钙化现象或发生空洞，较大的病灶可有空气支气管征。纵隔内多无淋巴结肿大，这一点有利于良性病变的诊断。总之，本病在 CT 上具有良性病变的征象，但缺乏特征性表现。

第七章 循环系统疾病的超声诊断

第一节 心包炎和心包积液

心包炎与心包积液关系密切,心包积液是心包炎症最重要的表现之一,但并非所有心包炎均有心包积液,少数仅有少量炎性渗出物。反之,心包积液不一定是炎症性,也还有非炎症性。心包炎一般分为急性心包炎、慢性心包炎及缩窄性心包炎。心包积液按性质一般分为漏出液性、渗出液性、脓性、乳糜性、血性等类型。

急性心包炎是指心包呈急性炎症性病理改变,包括炎性细胞浸润、局部血管扩张、纤维素沉积等征象。受累心包常有纤维蛋白渗出、纤维素沉积等多种渗出物,表现为心包积液等各种形式。心包炎反复发作,容易发展为缩窄性心包炎,主要表现为心包增厚、粘连、纤维化和钙化等征象。部分心包腔消失,壁层及脏层融合或广泛粘连。

一、血流动力学

急性心包炎没有心包积液时,对血流动力学无明显影响。随着心包积液量增多,心包腔内压力升高,逐渐对血流动力学产生影响,主要表现为心房、心室舒张受限,舒张末期压力增高,心室充盈不足,心排血量减少。短时间内出现较多心包积液可引起心脏压塞,导致急性心力衰竭。缩窄性心包炎也主要影响心脏舒张功能,心腔充盈受限,导致慢性心力衰竭。

二、诊断要点

(一)定性诊断

(1)二维超声心动图:缩窄性心包炎可见心包增厚,尤其以房室瓣环部位为显著,双心房扩大,双心室腔相对缩小,吸气时室间隔舒张早期短暂向左心室侧异常运动。超声只能间接反映积液性质,如心包腔内的纤维条索、血块、肿瘤和钙盐沉着等。化脓性和非化脓性心包积液均可见纤维条索;手术及外伤后,血性心包积液内可见血块;恶性肿瘤时,心包腔内有时可见到转移性病灶,常附着于心外膜表面。

（2）彩色多普勒超声心动图：急性心包炎及少量心包积液一般对血流动力学不产生影响。当发生较大量心包积液及缩窄性心包炎时，房室瓣口血流速度可增快，吸气时右侧房室瓣口血流增加更为明显。

（3）频谱多普勒超声心动图：较大量心包积液是心脏压塞及缩窄性心包炎时，频谱多普勒可探及较特异血流频谱；左房室瓣口舒张早期前向血流速度明显增高、EF 斜率快速降低、舒张晚期充盈血流明显减少，形成 E 峰高尖而 A 峰低平、E/A 比值明显增大。吸气时左房室瓣口舒张早期血流峰值速度可减低。

（二）定量诊断

（1）微量心包积液（小于 50 mL）：心包腔无回声区宽 2 ～ 3 mm，局限于房室沟附近的左心室后下壁区域。

（2）少量心包积液（50 ～ 100 mL）：心包腔无回声区宽 3 ～ 5 mm，局限于左心室后下壁区域。

（3）中量心包积液（100 ～ 300 mL）：心包腔无回声区宽 5 ～ 10 mm，局限于左心室后下壁区域，可存在于心尖区和前侧壁，左心房后方一般无积液征。

（4）大量心包积液（300 ～ 1000 mL）：心包腔无回声区宽 10 ～ 20 mm，包绕整个心脏，可出现心脏摆动征。

（5）极大量心包积液（1000 ～ 4000 mL）：心包腔无回声区宽 20 ～ 60 mm，后外侧壁和心尖区无回声区最宽，出现明显心脏摆动征。

三、鉴别诊断

（1）限制型心肌病：限制型心肌病的病理生理表现类似缩窄性心包炎，双心房扩大，心室舒张受限，但限制型心肌病的心内膜心肌回声增强，无心包增厚及回声增强现象。

（2）胸腔积液：胸腔积液与极大量心包积液较容易混淆，仔细观察无回声暗区有无肺不张，或高回声带是否为心包，可有助于二者的鉴别。

第二节　先天性心脏病

一、分流型先天性心脏病

（一）房间隔缺损（atrial septal defect，ASD）

（1）明确诊断依据：①二维超声心动图（two-dimensional echocardiography，2DE）显示房间隔回声中断，断端清楚。通常大动脉短轴切面、心尖四腔心、胸骨旁四腔心及剑突下双心房切面，均可从不同方向扫查到房间隔。②彩色多普勒血流图（color Doppler flow imaging，CDFI）显示明确的过隔血流。③脉冲多普勒（pulsed wave Doppler，PW）频谱与连续多普勒（continuous wave Doppler，CW）频谱表现为双期连续呈三峰状频谱。④经食管超声心动图检查（trans-esophageal echocardiography，TEE）能更清楚地显示小至 2 mm 的 ASD 及很细的分流束，也能清楚显示上、下腔静脉根部缺损。

（2）血流动力学诊断依据：房水平从左向右分流，右心室前负荷增大，促使右心腔扩大，三尖瓣、肺动脉瓣血流量增多，血液流速增快。ASD 患者通常肺动脉压力不高，三尖瓣反流压差一般处于正常范围或略高于正常范围。如果三尖瓣反流压差增高明显，则需要考虑是否存在其他原因导致肺动脉高压，或考虑为特发性肺动脉高压。

（3）ASD 分型：原发孔型（一孔型）ASD 位于十字交叉处；继发孔型（二孔型）中央型在房间隔卵圆窝周围，上腔型位于上腔静脉根部，下腔型则位置较低。二孔型混合型则是中央孔部位缺损连续至腔静脉根部。二孔型还包括冠状静脉窦型，也称无顶冠状静脉窦综合征，由于冠状静脉窦顶部缺失，造成血流动力学上的房水平分流。

（二）室间隔缺损（ventricular septal defect，VSD）

（1）明确诊断依据：① 2DE 显示室间隔有明确中断。②多普勒检查显示有高速喷射性异常血流起自 VSD 处，走向右心室。CDFI 显示分界清楚的多彩血流束，CW 测定有高速或较高速甚至低速分流频谱。

（2）血流动力学诊断依据：室水平从左向右分流，肺循环血流量增加，左心室前负荷增大，左心腔扩大。

（3）VSD 分型：根据所在部位分为：①漏斗部，包括干下型、嵴内型、嵴上型。②膜周型，包括范围最广，只要缺损一侧为三尖瓣环均称为膜周型，缺损可朝向漏斗间隔（嵴下型），也可朝向流入间隔（隔瓣下型），也可仅仅累及膜部（膜部型）。③低位肌部，称为肌部型。

（三）动脉导管未闭（patent ductus arteriosus，PDA）

（1）明确诊断依据：① 2DE 显示未闭动脉导管。用大动脉短轴切面稍上显示主肺动脉及左、右肺动脉分叉。PDA 常位于主动脉弓降部横切面与肺动脉分叉部偏左侧。胸骨上窝切面也可清晰显示 PDA 走行及大小。② CDFI 检查可见收缩期和舒张期异常血流束从 PDA 肺动脉端起始，沿主肺动脉外缘走向肺动脉瓣侧。CW 测定有收缩期和舒张期连续性频谱，表现为从舒张期早期开始的最高峰后，继以逐渐下滑的梯形，直到下二个心动周期的同一时相又出现最高峰。流速在无明显肺动脉高压时为 $3 \sim 4$ m/s。

（2）PDA 分型：①管型。2DE 显示 PDA 如小管状，连接主、肺动脉之间。②漏斗型。PDA 的主动脉端较大，进入肺动脉的入口小。根据 2DE 图形可测两个口的大小和长度。③窗型。PDA 几乎不能显示，仅见主动脉与肺动脉分叉部血流信号相通。

（四）心内膜垫缺损（endocardial cushion defect，ECD）

（1）明确诊断依据：①完全型 ECD 时，2DE 四腔心显示十字交叉部位 ASD 与 VSD 两者相通。二尖瓣前叶与隔叶形成前、后共瓣回声，横跨房、室间隔，房室瓣口通向两侧心室。追查有无腱索及腱索附着部位可分型诊断。部分型 ECD 中 ASD 并发二尖瓣前叶裂时，2DE 能显示其裂口，在四腔心切面上可见正常时完整且较长的二尖瓣前叶中部出现中断。左心室长轴切面可见二尖瓣前叶突向左心室流出道。在左室右房通道时，2DE 四腔心显示三尖瓣隔叶附着点间的房室间隔缺损。② CDFI 能清楚地显示血流量增加。在完全型 ECD 时，血流在四腔之间通过共瓣交通，当肺动脉高压不严重时，以从左向右分流为主。部分型 ECD 左室右房通道时，在右房内可见起自缺损部的收缩期高速血流束，横穿右心房。二尖瓣裂时在裂口处可见朝向左心房的反流束。

（2）ECD 分型：有部分型 ECD 和完全型 ECD 两类。部分型 ECD 包括Ⅰ孔 ASD、ASD 并发二尖瓣前叶裂、左室右房通道。完全型 ECD 即十字交叉部未完全发育形成四个心腔交通，包括共同房室瓣、ASD 与 VSD 相连。完全型 ECD 又进一步分为 Resteil A、Resteil B、Resteil C 三型。Resteil A 型为共瓣有腱索附着于室间隔顶端，即 VSD 下缘；Resteil B 型为共瓣腱索越过室间隔至右室室间隔面；Resteil C 型为共瓣无腱索附着。

二、异常血流通道型先天性心脏病

（一）主动脉窦瘤破裂（rupture of aortic sinus aneurysm，RASA）

（1）明确诊断依据：① 2DE 显示主动脉根部瓣环以上窦壁变薄，局限性向外突出，可突入相邻的任一心腔。瘤壁最突出部位可见小破口。② CDFI 在与 2DE 显示瘤壁之同一切面上可见异常血流色彩充满窦瘤并流入破裂的心腔，为收缩期和舒张期连续型的高速血流。CW 频谱可证实血流速度为 3～4 m/s 时，舒张期更清楚。如窦瘤破入右心房或左心房，则可呈射流。CDFT 表现为细束样从破口处穿过心房腔，直达心房外侧壁。③ RASA 常并发窦部下室间隔沿瓣环形成的新月形 VSD。2DE 观察时需仔细寻查瓣环与室间隔间的延续性。CDFI 可提高检测并发 VSD 的敏感性，表现为细小但流速仍较高的单纯收缩期血流。

（2）血流动力学诊断依据：多数窦瘤破入右心系统，属左向右分流类心脏病，可有明显的左心容量负荷增加表现。

（3）RASA 分型：主动脉有 3 个窦，即左、右及无冠状动脉窦。3 个窦均可能发生窦瘤，其破入方式不同。最常见的是，右冠状动脉窦瘤破入右心室流出道、右心室流入道或右心房，或是无冠状动脉窦破入右心室流入道或右心房。

（二）冠状动脉瘘（coronary artery fistula，CAF）

（1）明确诊断依据：① 2DE 显示右或左主冠状动脉显著增宽，容易辨认，可沿其走行追查，常见扩张的冠状动脉在很长的一段途径中显示清楚，但难以追查到瘘口处。瘘口多埋藏在心肌组织中，受 2DE 分辨率所限，通常显示不清。较少情况下可见瘘口边缘，这则有利于诊断。②在扩张的冠状动脉内，血流显色及亮度增加，舒张期更清楚，沿其走行可追查到瘘口。从瘘口处射出的血流时相，因所在心腔不同，在右心房者呈双期连续，在右心室者亦为双期但收缩期较弱，如瘘口在左心室，则分流仅出现于舒张期。CW 检查，血流速度亦较快，为 3～4 m/s。

（2）血流动力学诊断依据：分流部位随冠状动脉瘘口位置而定，漏到右心房则为左心室向右心房分流，右心容量负荷增加。瘘口在左心，则在左心室和主动脉间有附加循环，左心室增大及搏动更明显。

（3）CAF 分型：按瘘管的起源和引流部位分类。①冠状动脉－心腔瘘，如冠状动脉－右心房瘘。②冠状动脉－血管瘘，如冠状动脉－肺动脉瘘。

（三）肺静脉异常回流（anomalous pulmonary venous connection，APVC）

APVC 包括完全型肺静脉异常回流和部分型肺静脉异常回流。本节介绍完全型肺静脉异常回流的诊断。

（1）明确诊断依据：① 2DE 的四腔心切面，在左房后上方显示一个斜行的较粗的管腔，为共同肺静脉干（CPV），是完全型肺静脉异常回流的重要诊断依据，正常的肺静脉回声已不存在。四腔心切面可同时显示必有的 ASD。② CDFI 可以显示异常血流途径。PW 分析与正常静脉血流类似。③ CDFI 可证实大量的房水平右向左分流。

（2）血流动力学诊断依据：由于肺静脉血未回流入左心房而进入右心房，左心前负荷减小，右心前负荷增大。左心依赖房或室水平分流提供的血液输入体循环，故患者均存在缺氧现象。

（3）分型：①心上型：血流通过上腔静脉进入右心房。②心内型：血流经冠状静脉窦或直接进入右心房。③心下型：血流经下腔静脉入右心房。各型均有 ASD，右心房混合血经 ASD 引入左房供应体循环。

（四）永存共同动脉干（truncus arteriosus，TA）

TA 系指单一的动脉干发自心室，并由其分出冠状动脉、体循环动脉及肺动脉。

（1）明确诊断依据：① 2DE 显示单一的动脉干，类似主动脉位置但明显增宽且靠前。无右室流出道及肺动脉瓣回声。② 2DE 的第二个特点是明确的 VSD，在 TA 的下方，两者形成骑跨关系。③ CDFI 显示双室血流共同汇入增宽的动脉干内。血流动力学为左向右分流特点，二尖瓣血流量增加。

（2）血流动力学诊断依据：两条动脉均接受双心室血流，左心房、左心室扩大，右心室亦增大，均并发肺动脉高压，肺血管病变程度严重。

（3）分型：① I 型：主肺动脉发自 TA 的根部，2DE 显示 TA 呈分叉状。② II 型：左、右肺动脉分别起自 TA 较高部位，需要仔细扫查。③ III 型：2DE 图像不易显示，因其供应肺循环的血管可能为支气管动脉或其他较小的动脉。

三、瓣膜异常血流受阻为主的先天性心脏病

（一）左侧三房心

三房心常见类型为左心房内隔膜，称左侧三房心。

（1）明确诊断依据：① 2DE 四腔心切面显示左心房内有异常隔膜回声，将左心房分为上、下两腔（副房与真房）。上部接受肺静脉血通过隔膜孔进入下部，下部通向二尖瓣口。隔膜位于左心耳及卵圆窝后上方，可与二尖瓣上隔膜相鉴别。② CDFT 显示副房内血流受阻，显色较暗。隔膜孔常较小，血流通过时形成高速湍流。

（2）血流动力学诊断依据：由于隔膜对左心房血流构成的阻力，副房增大明显，左心室血流量相对较低，形成二尖瓣狭窄时的房大、室小状态。

（二）三尖瓣下移畸形（Ebstein 畸形）

病理改变不尽相同。瓣环与三个瓣叶同时下移者少见，多见隔叶或后叶下移，前叶延长，也有时隔叶或后叶全部或部分缺如。

（1）明确诊断依据：① 2DE 四腔心切面显示三尖瓣隔叶下移，与室间隔左侧二尖瓣的附着点距离加大，相差 1 cm 以上。右心室流入到长轴切面上，可见后叶下移，明显靠近尖部，低于三尖瓣及三尖瓣前叶附着点。有时不能扫查到隔叶或后叶回声。有时下移瓣叶斜行附着室壁，可能一端下移轻，而另一端严重下移。② CDFI 常呈现右心室腔及右心房腔的异常伴长的三尖瓣反流束，起自明显近心尖，甚至已到流出道的三尖瓣口，反流通过房化右心室部分到真正的房腔内。

（2）血流动力学诊断依据：三尖瓣关闭不全，整个右心房腔（包括房化右室部分）明显增大。不下移的三尖瓣前叶活动幅度也明显增大，形成房化右心室，部分室间隔活动异常。

（三）三尖瓣闭锁（TVA）

三尖瓣闭锁时可并发大动脉转位，右心室流出道狭窄或闭锁。根据其并发症程度详细分型。

（1）明确诊断依据：① 2DE 最佳选择切面为四腔心，三尖瓣回声可选择无孔的薄隔膜或较厚的肌纤维性的致密回声带取代。同时有较大的 ASD 和 VSD 并存。② C-UCG 检查时可见对比剂回声出现于右心房后全部通过 ASD 进入左心房，再

通过二尖瓣入左心室；另一部分通过室缺进入右心室。

（2）血流动力学诊断依据：右心房、室间无血流通过，右心室依赖室水平分流提供血压，故右室发育差，肺动脉瓣往往存在狭窄或闭锁，统称为右心系统发育不良综合征。

（四）先天性肺动脉瓣及瓣上狭窄

先天性肺动脉瓣狭窄常为瓣上粘连，开放时呈"圆顶"样，顶端有小口可使血流通过。肺动脉可见狭窄后扩张，大动脉短轴和右心室流出道长轴切面可证实这种特征。瓣上狭窄为隔膜型，在 2DE 所显示瓣口上方，从两侧壁均可见隔膜回声，中央回声脱失处为孔。管型瓣上狭窄时，在肺动脉瓣上的主肺动脉腔突然变细如管状，其后的肺动脉径又恢复正常。进一步行 CDFI 检查，可确认有起自狭窄口的多彩血流束显示，CW 证实其为高速血流。

（五）右室流出道狭窄与右室双腔心

右心室流出道狭窄有高、中、低右心室流出道狭窄，右心室双腔心的狭窄处位于右心室体部。2DE 的左心室长轴切面、右心室流出道长轴切面及肋下区右心室流入道至流出道到肺动脉切面，均可显示上述特征。各处狭窄多为肌性，少数为隔膜样。前者在 2DE 上呈现粗大肌性回声突向右心室或右心室流出道腔内；后者多见于瓣下区，为隔膜样回声从壁发出，中间孔径较小，阻滞血流。CDFI 和 CW 可见发自狭窄水平的高速血流。右心室双腔心的异常血流束起自右室流出道下方，相当于右心室调节束水平。右心室壁明显增厚。

（六）先天性主动脉瓣及瓣上、瓣下狭窄

先天性主动脉瓣狭窄常由二瓣化引起。2DE 大动脉短轴可见主动脉瓣仅有两叶，关闭时呈"一"字形，失去了正常的"Y"字形。另外，也有的为三瓣叶的交界粘连。瓣上狭窄时，在主动脉瓣以上有狭窄段或隔膜回声；瓣下狭窄时，常见主动脉瓣下隔膜，在左心室长轴切面上，可见室间隔及二尖瓣前叶各有隔膜样回声突入左心室流出道。CDFI 在狭窄水平出现湍流的多彩血流信号，CW 可证实其为高速血流。瓣上狭窄常见于威廉姆斯综合征，以瓣上环形狭窄为主，血流动力学与主动脉瓣狭窄相似。

第三节　心脏瓣膜病

超声心动图是心脏瓣膜病最重要、最常用的影像学评价方法，在评价心脏杂音、四组瓣膜的狭窄与反流、瓣膜修复或置换后的功能、感染性心内膜炎等方面均非常有意义。通过发现瓣膜的结构异常（如纤维化、钙化、粘连、血栓或赘生物附着）与运动异常（如瓣叶固定不动、连枷样运动、瓣叶脱垂、修复瓣膜的撕裂），并结合多普勒检测的血流动力学参数，超声心动图可以为瓣膜病的诊断确立、病因分析等提供极其重要的信息。同时，可对心脏的大小与功能进行观察、对心室的代偿情况进行评价。只要条件允许，临床上所有瓣膜病诊断的确立及病情评估都需参考超声心动图的检查结果。近年来，临床观察发现，即使不造成明显血流动力学变化的瓣膜病变也有明确临床意义，如主动脉瓣硬化与钙化、二尖瓣环钙化与脂代谢异常、心肌灌注异常甚至生存率降低等。因此，超声心动图除了在传统瓣膜病评估中起重要作用，还可能通过评价瓣膜结构变化而成为评价代谢综合征、动脉粥样硬化进展的重要替代方法。

心脏四组瓣膜的基本功能是，保证心动周期中血液在心腔内及心脏与大血管间通畅地正向流动。瓣膜病变在血流动力学效应上无一例外地表现为反流、狭窄，或二者兼具。

一、瓣膜反流

瓣膜反流或称关闭不全，可由多种病因造成，包括感染、退行性变、钙化、纤维化、瓣膜支撑结构变化、瓣环扩张等。病变导致瓣叶对合不良，产生脱垂、连枷、运动受限、穿孔等症状，造成瓣叶在本应闭合的心动周期时相（二尖瓣、三尖瓣于收缩期，主动脉瓣、肺动脉瓣于舒张期）出现反流。微量至少量的瓣膜反流在正常人群中常见，且随着年龄的增长，其发生率会有所增加。多普勒技术因敏感性极佳而可发现听诊不易发现的生理性反流。生理性反流者瓣膜结构、心腔大小正常。

（一）二维与 M 型超声

二维与 M 型超声用于评价瓣膜结构，以及反流导致容量负荷增加而造成的受累心腔扩大、肥厚、功能障碍等情况。

在二维超声检查中，易发现瓣叶增厚、粘连、钙化、运动受限、脱垂、连枷运动、赘生物形成等造成反流的病理改变。心腔扩大情况由反流持续时间、反流严重程度等因素决定，如慢性明显反流（中度以上）可导致受累心腔扩大、肥厚；而急性反流即使为重度反流，受累心腔也常常并无明显扩大。

（二）多普勒超声心动图

多普勒超声用于检测瓣膜反流、测量血流动力学参数、评价反流程度。

1. 彩色多普勒血流显像

CDFI 可直观地显示反流信号，表现为与瓣口正向血流方向相反、时相不同的异常血流束。传统上通过反流束的最大面积半定量评估反流程度，但需考虑到反流持续时间亦影响反流量大小，有时反流并非全收缩期（二尖瓣、三尖瓣）反流或全舒张期（主动脉瓣、肺动脉瓣）反流，如二尖瓣脱垂时反流可只发生于收缩中晚期，在反流束最大面积相同的情况下，反流量很可能小于全收缩期反流。虽然 CDFI 显示的反流束面积大小与反流程度密切相关，但是要准确评估反流程度，应对反流信号的三个组成部分进行综合观察与分析。

（1）反流束：在接受反流的心腔内观察到反流束是瓣膜反流的直接征象。通常，反流束面积越大反流程度越严重，故可通过反流束面积大小来定量评估反流程度。但反流束面积受探头频率、仪器设置（尤其是脉冲重复频率与彩色增益）、瓣膜病变情况、生理状态等因素的影响，因而单独依赖反流面积评价反流程度可能造成明显误差。反流束面积与脉冲重复频率成反比关系，常规检查应将奈奎斯特极限设置为 50 ～ 60 cm/s，并调整彩色增益至心腔内不出现噪声斑点的最大增益。反流束所显示的彩色信号并非完全为反流血液的信号，而是反流血液及其推动的周围心腔内血液两部分所产生的多普勒信号。因此，在反流量相同的情况下，偏心性反流的反流束面积会比中央型者明显小。偏心性反流撞击接受心腔的心壁，导致能量消耗，从而减少了对心腔内血液的推动作用。偏心性反流常提示反流束对侧瓣叶存在结构异常，如脱垂、连枷、穿孔等。此外，反流束面积还受流率与压力等生理因素的影响，瓣口压差增大，则反流增加。因此，了解患者检查当时的血压情况，有助于全面评价左心瓣膜反流量。

（2）反流颈：反流颈是反流血流行程中最窄的部分，位于反流通过的瓣口处，或紧邻其下游。由于边界效应影响，反流颈略小于解剖反流口。反流颈的面积等于有效反流口面积。反流颈的大小不受流率、压力影响，受技术条件（如脉冲重复频率）影响很小，因而可更准确地反映反流程度，但反流颈大小有可能在心动周期中发生动态变化。反流颈直径通常较小（很少超过 1 cm），很小的测量误差即可对反流程度判断的准确性造成显著影响，故对测量精确度的要求较高。检查时应使用尽可能小的彩色取样框、放大图像、在能够探及最大反流颈的切面（可为非标准切面）测量反流颈直径。

（3）近端血流汇聚：在反流发源的心腔内，当反流血流向反流口汇聚时，速度逐渐增高，形成以反流口为中心、由远及近、半径逐渐减小的半圆形等速面。在反流量较大的情况下，CDFI 可以观察到奈奎斯特极限所致的多层红蓝相间的半圆形等速面，靠近反流口的第一次色彩反转处的血流速度即为奈奎斯特极限速度 Va，测量反流口到该处的距离即为该等速面的半径 r。

2. 脉冲多普勒与连续多普勒

使用 PW 获取瓣环处的速度频谱，包括勾画频谱、测量一个心动周期的瓣环处血流速度－时间积分（VTI）；再使用二维超声测量瓣环的直径 d，即可计算每搏输出量（SV）：$SV=$ 瓣环面积 $\times$ VTI$=$（$\pi d^2/4$）$\times$ VTI。使用该公式的前提是假设瓣环为圆形，三尖瓣环因形态不规则而不适用于该公式。在没有反流与分流、心律规则的正常人中，使用该方法在二尖瓣环处、主动脉瓣环处、肺动脉瓣环处测量的 SV 应均相等，而存在反流瓣膜的 SV 将大于无反流瓣膜的 SV。

（三）反流程度定量

轻度反流通常为良性临床病程，而重度反流将导致心腔重构、患者死亡率增加。准确评估反流程度对临床治疗决策的选择与预后评估非常重要。虽然有上述诸多参数可供参考，但是定量评价反流程度并非易事。由于受图像质量、测量者经验、参数本身在理论上的不足等因素的影响，各种参数测量虽可为定量反流程度提供重要参考依据，但对其准确性与局限性仍应有充分认识。患者检查时的临床情况也会对反流定量产生影响。工作中可综合多普勒参数、心腔大小、患者临床情况等，对反流量进行轻度、轻至中度、中度、中至重度、重度等分级。

（四）各瓣膜反流特点

1. 二尖瓣反流

二尖瓣装置包括瓣叶、瓣环、腱索、乳头肌以及乳头肌所附着的室壁。装置的任何部位病变或功能失调都可导致二尖瓣反流的发生。常见病因包括风湿性心脏病、脱垂、连枷、腱索断裂、乳头肌功能失调或断裂、瓣环钙化、瓣叶裂、感染性心内膜炎、穿孔等。

功能性二尖瓣反流者的二尖瓣叶结构并无异常，反流由左心室重构造成。该现象多见于缺血性心脏病、扩张型心肌病等，常为中央型反流。左心室重构导致室腔扩大、瓣环扩张，乳头肌空间移位而与瓣叶间距离增大，腱索紧张而牵拉瓣叶致其闭合不良等。此外，缺血导致的节段性室壁运动不良与乳头肌功能障碍也是功能性二尖瓣反流的常见原因。

二尖瓣脱垂常为瓣叶黏液样变性的结果。诊断标准通常为二尖瓣叶于收缩期脱入左房侧，超过瓣环连线水平 2 mm。二尖瓣环的立体形态类似马鞍形，应在胸骨旁左心室长轴切面（该切面瓣环空间位置更靠近左房侧）测量脱垂瓣叶超过瓣环的距离；如在心尖四腔心切面（该切面瓣环空间位置更靠近左心室侧）测量将明显假阳性的增加诊断。

2. 主动脉瓣反流

主动脉瓣反流的病因有退行性钙化、风湿性心脏病、先天性瓣叶畸形、主动脉根部扩张、马方综合征、感染性心内膜炎、主动脉夹层、人工瓣膜功能失常等。TEE 对于明确经胸检查不能明确的瓣膜病变有帮助。长期大量的主动脉瓣反流将造成左心室扩大，偏心型主动脉瓣反流如冲击二尖瓣前叶可造成二尖瓣前叶舒张期震颤。M 型超声可很好地观察二尖瓣前叶震颤、二尖瓣提前关闭、舒张期主动脉瓣开放等现象，后二者常为急性重度主动脉瓣反流、左心室舒张压升高时的标志。

3. 三尖瓣反流

轻度三尖瓣反流见于 2/3 以上的正常人，并无血流动力学意义，但可用于估测肺动脉收缩压。方法为使用 CW 测量三尖瓣反流最大速度时的压差（右心房 – 右心室收缩期最大压差，收缩期肺动脉瓣开放、右心室与肺动脉相通，故可认为右心室压 = 肺动脉压，三尖瓣反流压差 = 肺动脉－右心房压差），估计右心房压（最简单的方法为经验估计：右心房大小正常的情况下，右心房压为 5 mmHg，右心房增大时为 10 mmHg，右心房显著增大并重度三尖瓣反流时为 15 mmHg），肺动脉收缩压 = 三尖瓣反流压差＋右心房压。右心室流出途径收缩期存在压差时，此法不适用于肺动脉收缩压估测。

病理性三尖瓣反流的原因包括风湿性心脏病、脱垂、类癌瘤综合征、Ebstein 畸形、瓣环扩张、右室梗死、感染性心内膜炎、三尖瓣破损等。功能性三尖瓣反流多由肺动脉高压造成，肺动脉压恢复后反流可减少或消失。右心起搏导线通常只造成轻度或轻至中度三尖瓣反流，偶尔亦可造成大量反流。

4. 肺动脉瓣反流

不同的研究报道显示，少量肺动脉瓣反流见于 40% ～ 78% 的受检者，无瓣叶结构异常与器质性心脏病证据。病理性肺动脉瓣反流少见。成人功能性三尖瓣反流多继发于肺动脉高压，常伴有肺动脉扩张、右心室右心房扩大，多数情况下反流程度并不严重。重度肺动脉瓣反流多见于瓣叶解剖异常及瓣叶切除术后。

二、瓣膜狭窄

（一）二尖瓣狭窄

正常二尖瓣开口面积可达 $4.0 \sim 6.0 \ cm^2$，面积轻度减小时虽然有解剖狭窄，但是并不造成血流动力学障碍，通常面积小于 $2.0 \ cm^2$ 时才引发血流动力学异常。风湿性心脏病是二尖瓣狭窄最常见的病因。其他少见原因有退行性钙化、二尖瓣手术后、药物毒性、嗜伊红细胞增多症、赘生物等。

风湿性二尖瓣反流的超声心动图表现：①二尖瓣叶、瓣下结构（腱索）增厚、钙化，瓣叶联合处粘连。②长轴图像中二尖瓣前叶开放时呈"鱼钩"样（或"曲棍球杆"样）、后叶运动障碍，短轴图像中二尖瓣开口呈"鱼口"样。③二尖瓣口舒张期多普勒频谱 E 峰降支平缓。④左心房扩大，可见自发显影，甚至附壁血栓形成。对于拟行经皮二尖瓣球囊成形术的患者，应通过评价瓣叶厚度、钙化、活动度、瓣下结构等情况进行超声积分，小于 8 分者更可能从球囊扩张术中受益。

二尖瓣口面积的测量方法：①二维法。在胸骨旁获取二尖瓣尖（开口最小）水平短轴切面，使图像停帧于舒张期瓣叶开口最大时，在二维图中手动勾画瓣口面积。该法测得的面积最接近解剖面积，但有时难以获得满意切面，在瓣叶钙化明显、瓣口形状不规则时也难于准确测量。②压力减半时间法（pressure half time，PHT）。使用 CW 在心尖长轴切面中获得瓣口最大流速频谱，沿 E 峰降支（E 峰下降斜率方向）测量 PHT，通过经验公式算得面积，如二尖瓣口面积 =220/PHT。并发重度主动脉瓣反流或左室充盈压增高者不适用此法。③连续方程法。因各瓣口每搏量相等，通过测量主动脉瓣环水平每搏量即可算得二尖瓣口面积，如二尖瓣口面积 = 主动脉瓣环直径 $2 \times 0.785 \times$（VTI 主动脉瓣环 /VTI 二尖瓣）。并发明显主动脉瓣或二尖瓣反流者不适宜此法。④近端等速表面积法。二尖瓣口面积 =（$2\pi \times$ 等速面半径 $^2 \times$ 奈奎斯特速度 / 二尖瓣口峰值流速）×（等速面基底角度 /180°）。

（二）主动脉瓣狭窄

正常主动脉瓣为纤薄的三叶结构，开放面积为 $3.0 \sim 4.0 \ cm^2$，瓣叶间距约 2 cm，且在收缩期持续不变。低心排或左心室流出道梗阻患者可出现主动脉瓣早期关闭。主动脉瓣狭窄常见病因有退行性瓣叶钙化、风湿性心脏病、先天性瓣叶畸形。退行性变者可见瓣叶增厚、僵硬、回声增强、开放受限。风湿性心脏病者常二尖瓣亦有累及，瓣叶粘连明显。中青年患者孤立的主动脉瓣狭窄者常为二叶主动脉瓣畸形，经胸检查多可明确瓣叶数目，图像不良者可行 TEE 检查。瓣膜狭窄几乎均为慢性病程。狭窄进展导致左心室肥厚（室壁增厚、质量增大）、舒张功能减低，并可继发肺动脉高压。中等到重度的主动脉瓣狭窄者仍可无明显临床症状。超声心动图随访评价瓣口速度、压差、面积的进展情况及左心室肥厚与收缩功能变化情况，对于选择瓣膜置换手术时机非常重要。当重度主动脉狭窄者出现左心室收缩功能减退、每搏量减小时，瓣口速度可减低。

（三）三尖瓣狭窄

三尖瓣狭窄最常见的病因为风湿性心脏病，其他少见原因包括类癌瘤综合征、肿瘤、赘生物、导管术或起搏器植入术中损伤瓣叶、瓦氏窦瘤外压、人工瓣膜狭窄等。正常三尖瓣口舒张期血流速度小于 0.5 ～ 1.0 m/s，平均压差小于 2 mmHg。提示重度三尖瓣狭窄可表现为平均压差大于 7 mmHg、PHT 大于 190 ms。

（四）肺动脉瓣狭窄

肺动脉瓣狭窄常为孤立的先天性畸形，或复杂先天畸形（如法洛四联症）的一部分。少见病因包括类癌瘤综合征、赘生物、心内或心外团块（肿瘤、血栓）阻塞。使用 CW 测量瓣口流速与压差可反映狭窄的程度。

三、人工瓣膜结构与功能的评价

人工瓣膜置换可使严重瓣膜病的预后得以改善，但目前的人工瓣膜尚不能达到与正常自体瓣相同的完美功能，故人工瓣膜置换术后需对人工瓣膜功能情况进行定期随访、评估、评价可能出现的人工瓣膜功能异常。需强调的是，置换术后人工瓣膜的基线功能评估非常重要，可作为日后随访评估瓣膜功能变化的参考依据。人工瓣膜种类繁多，基本类型包括机械瓣膜与生物瓣膜两大类。人工瓣膜与自体瓣膜的形态结构、血流动力学效应不同，且每种类型及型号的人工瓣膜其血流动力学参数也相异，故检查者应在对患者人工瓣膜类型及换瓣手术基本方法有一定了解的基础上进行评估。

导致人工瓣膜结构与功能失常的情况包括撕脱、瓣周漏、赘生物形成、血栓、退行性变、人工瓣膜 - 患者不匹配等。二维超声检查可发现严重的结构与运动异常，人工瓣膜功能的评价更多地依赖于多普勒参数测量。对于经胸检查不能明确的病变，须行 TEE 检查。人工瓣膜置换术后的患者常规超声心动图检查应提供的信息包括心室大小与功能、人工瓣膜形态结构、血流动力学参数（瓣口峰值流速、最大压差、平均压差、PHT 或减速时间、有效瓣口面积、肺动脉收缩压、舒张充盈类型、反流分数等）。

（一）人工瓣膜反流

少量反流在所有类型人工瓣膜中均属正常，为人工瓣膜设计的特点。表现为起自瓣环支架内的细束反流，反流束方向与数目依人工瓣膜类型不同而不同。二尖瓣位人工瓣膜正常反流束面积通常小于 2 cm²，长度小于 2.5 cm；主动脉瓣位人工瓣膜正常反流束面积小于 1 cm²，长度小于 1.5 cm。

病理性人工瓣膜反流常伴有瓣叶结构异常、反流束起源异常、反流量增加的现象。评价自体瓣膜反流的方法与参数亦适用于人工瓣膜反流的评价。以下征象提示存在严重人工瓣膜反流。①主动脉瓣位人工瓣：反流束 PHT 大于或等于 250 ms，二尖瓣充盈类型为限制型充盈障碍，降主动脉可见全舒张期逆流，反流分数大于或等于 55%。②二尖瓣位人工瓣膜：二尖瓣口舒张期峰值速度增快（大于或等于 2.5 m/s）而 PHT 正常（大于或等于 150 ms），二尖瓣反流 CW 频谱亮度高，反流分数大于或等于 55%，有效反流口面积大于或等于 0.35 cm²，收缩期肺静脉逆流。

瓣周漏表现为起自瓣环支架以外的异常血流束，需与人工瓣膜反流相鉴别。

（二）人工瓣膜梗阻

人工瓣膜开口面积小于自体瓣，因此瓣口流速总是高于相应自体瓣的瓣口速度。人工瓣瓣口的正常流速又因瓣的种类、型号、部位、心排血量等因素的不同而不同。评价自体瓣膜狭窄的方法与参数适用于人工瓣膜梗阻的评价。连续方程可用于计算人工瓣膜开口有效面积，但 PHT 法会对人工二尖瓣瓣口面积造成高估。梗阻发生时，人工瓣叶活动常受限，但经胸检查不易清晰辨别。二尖瓣位机械瓣梗阻最常见的原因为血栓形成，表现为瓣口流速增高且 PHT 延长；主动脉瓣位机械瓣梗阻的常见原因为血管翳形成，表现为瓣口流速增高而左室流出道速度不变，后者与前者的比值常小于或等于 0.2。

（三）人工瓣膜 – 患者不匹配

部分患者人工主动脉瓣有效瓣口面积与体表面积相比过小，可造成跨瓣压明显增加及相应症状。轻度不匹配定义为有效瓣口面积指数（有效瓣口面积/体表面积）大于 0.85 cm^2/m^2，中度为 0.6 ～ 0.85 cm^2/m^2，重度小于或等于 0.6 cm^2/m^2。为避免不匹配情况的发生，主动脉瓣置换术前应选择瓣口面积大于患者体表面积 × 0.85 cm^2 的人工瓣膜。

四、感染性心内膜炎

感染性心内膜炎为潜在致命性疾病，6 个月病死率高达 25% ～ 30%。依据改良的 Duke 诊断标准，主要诊断标准的确立有赖于血培养和超声心动图两项辅助检查。该病多发于有基础器质性心脏疾病、人工瓣膜置换、心腔内器械植入、静脉吸毒者，但在既往健康者中也不少见。瓣膜最常受累，亦可发生于其他心内膜部位。

超声心动图检查用于发现赘生物、评价瓣膜损害所致的血流动力学异常程度及并发症、高危患者复查评价病情变化。经胸超声心动图检查发现，赘生物的敏感性为 60% ～ 75%，经食管超声心动图的敏感性可达 95%。感染性心内膜炎的直接征象：①赘生物。"蓬草"样不规则团块，可附着于瓣叶、腱索、起搏导线、间隔缺损的低速血流侧心内膜表面，发生部位通常为高速血流的下游。在赘生物大于 10 mm 的患者中，50% 以上至少会发生一次栓塞事件，二尖瓣赘生物比主动脉瓣赘生物更易致栓塞。②脓肿。③新发的瓣膜反流、人工瓣膜撕脱。

第八章 消化系统疾病的超声诊断

第一节 胃癌

胃癌是发生于胃黏膜的恶性肿瘤，是最常见的恶性肿瘤之一，居我国消化道肿瘤的第 1 位，发病年龄多为 40～60 岁，男女患病比例约为 3：1。

胃癌可以发生于胃的任何部位，最常见于胃窦，其余依次为胃小弯、贲门区、胃底及胃体；以腺癌和黏液癌最为多见。胃癌的病理变化分为早期胃癌和进展期胃癌两大类。局限于黏膜层的小胃癌称为原位癌，浸润深度未超过黏膜下层的称为早期胃癌，超过黏膜下层的称为进展期胃癌，也叫中晚期胃癌。

早期胃癌常无明显症状，随着病情进展，逐渐出现胃区不适、疼痛、呕吐、消化道出血等症状，晚期胃癌可引起腹水、恶病质。进展期胃癌易侵及周围脏器和转移到附近淋巴结。

一、超声表现

（一）二维灰阶超声

早期胃癌胃壁局部增厚常大于 1 cm，肿瘤位于胃壁的第 1 至第 2 层内，超声检查显示困难。1981 年，我国胃癌研究协作组在 Bormann 胃癌分型的基础上提出了六种胃癌分型，超声依据其特点进行分型也较其他方法更准确。六种分型的超声表现如下。

（1）结节蕈伞型（Borrmann Ⅰ）：肿瘤向腔内生长，呈结节状或不规则蕈伞状，无明显溃疡凹陷，表面粗糙如菜花样、桑葚状，基底较宽。

（2）局限增厚型（盘状蕈伞型）：肿瘤所在处胃壁增厚，范围局限，与正常胃壁分界清楚。

（3）局限溃疡型（Borrmann Ⅱ）：肿瘤呈低回声，中央凹陷呈火山口状，溃疡底一般不平，边缘隆起，与正常胃壁分界清楚。

（4）浸润溃疡型（Borrmann Ⅲ）：溃疡凹陷明显，溃疡周围的胃壁不规则增厚区较大，与正常胃壁分界不清楚。

（5）局限浸润型：壁局部区域受侵，全周增厚伴腔狭窄，但内膜面无明显凹陷。

（6）弥漫浸润型（Borrmann Ⅳ）：病变范围广泛，侵及胃大部或全胃，壁增厚明显，胃腔狭窄，部分病例可见胃黏膜层残存，呈断续状，胃壁第3层（黏膜下层）强回声线紊乱、增厚，回声减低、不均匀。

（二）彩色多普勒超声

较大肿瘤实质内常发现不规则的血流信号。

（三）超声对胃癌侵及深度的判断

（1）早期胃癌：肿瘤范围小、局限，胃壁第3层（黏膜下层）存在。当黏膜下层受侵时，此层次则呈断续状。对此类型中隆起型和浅表隆起型显示较好，对浅表凹陷型和凹陷型显示率低。早期胃癌的确诊要依靠胃镜活检。

（2）肌层受侵：胃壁第3层回声线、第4层回声线消失，但第5层回声线尚完整，胃壁趋于僵硬。

（3）浆膜受侵：胃壁最外层强回声线外隆或不光滑。

（4）侵出浆膜：胃壁第5层强回声线中断，肿瘤外侵生长，与相邻结构不易分辨。

（四）胃癌转移征象

（1）淋巴结转移：容易累及的淋巴结主要包括贲门旁，胃上、下淋巴结，幽门上、下淋巴结，腹腔动脉干旁淋巴结，大网膜淋巴结等。肿大的淋巴结多呈低回声，部分与肿瘤融合，呈现肿瘤向外突出的结节。

（2）其他转移：肝脏、脐周围、腹膜、盆腔及卵巢是胃癌转移的常见部位。胃癌的卵巢转移称为克鲁肯贝格瘤，表现为囊实性肿瘤，多为双侧受累。

二、诊断要点

管壁不规则增厚或肿块形成，肿瘤实质呈低回声，欠均匀；溃疡凹陷出现火山口征。病变未侵及固有肌层时，胃壁蠕动减缓，幅度降低；随着病变向固有肌层浸润和管壁明显增厚，出现胃壁僵硬、蠕动消失、胃排空延迟甚至胃潴留。较大肿瘤常造成管腔狭窄。

三、鉴别诊断

超声诊断胃癌常需鉴别的疾病有胃炎、胃溃疡、胃嗜酸性肉芽肿等非肿瘤性胃壁增厚性疾病，另外还需与胃部其他类型肿瘤相鉴别。

四、临床评价

超声检查作为无创性检查方法，具有操作简便、无痛苦、实用性强、可以反复检查等优点，除了可以筛选检查，还适用于因病重或年老体弱而不宜做 X 线或胃镜检查的患者。早期胃癌的超声诊断效果稍差，常需通过胃镜检查确诊。超声检查主要用于进展期胃癌的诊断，能显示胃癌的断面形态、测量肿瘤的大小、判断癌组织的浸润深度、发现肿瘤的周围和远处转移等，从而制订临床治疗方案，减少晚期胃癌的剖腹探查率。但超声显示胃部肿瘤的能力决定于肿瘤本身的大小、形态和位置，直径小于 10 mm 的肿瘤难以在空腹时显示，肿块型比管壁增厚型容易发现。胃底及小弯垂直部扫查易受气体干扰及声窗局限，此处胃癌容易漏诊。

第二节　胃肠道间质瘤

胃肠道间质瘤（gastrointestinal stromal tumor，GIST）是来源于胃肠道原始间叶组织的肿瘤，是近年来随着免疫组化及电镜技术的发展而提出的新的病理学概念。GIST 具有非定向分化的特征，是一种有潜在恶性倾向的侵袭性肿瘤，占胃肠道恶性肿瘤的 1%～3%，其中 50%～70% 的 GIST 发生于胃。

一、病理

GIST 大多数起源于胃壁第 4 层肌层，少数起源于第 2 层黏膜层。该肿瘤好发部位依次为胃体、胃窦、胃底部、贲门等，多为单发，亦可多发；肿瘤大小不等，直径多为 5 cm，但也有 10 cm 以上者。良性肿瘤呈圆形或椭圆形，边界清晰，呈膨胀性生长，向胃腔内外突起，但不向周围胃壁及胃周组织浸润；恶性间质瘤呈不规则或分叶状，肿瘤黏膜面常可形成溃疡灶，瘤体内可见液化坏死灶和钙化斑块。

二、临床表现

GIST 可发生于任何年龄，多见于 50～70 岁的中老年人，男女发病率基本相同。大多数无临床症状，在体检超声检查中被意外发现。当肿瘤较大或伴表面溃疡形成时，可出现上腹部不适或消化道出血等症状，并可在上腹部触及肿块。

三、超声检查

（一）良性胃肠道间质瘤声像图表现

（1）肿物源于胃壁肌层，形态规则，呈圆形或椭圆形。

（2）肿物内一般呈均质低回声，边界清楚。

（3）肿物好发于胃体，以单发为主，直径小于 5 cm。

（4）肿物黏膜面一般光滑，少数肿物表面可有溃疡凹陷。

（5）肿物可以位于胃壁间、突入腔内或凸向腔外。

（6）CDFI 可检出点状血流信号。

（二）恶性胃肠道间质瘤声像图表现

（1）肿物直径通常在 5 cm 以上，以单发多见。

（2）肿物形态不规则或呈分叶状，内部回声不均质，较大的瘤体内可见液性区或强回声光团，后方伴声影。

（3）肿物黏膜面可完整或破坏，常伴有较大的溃疡凹陷。

（4）CDFI 可检出较丰富的血流信号。

（5）转移征象：①与周围组织界限不清。②淋巴结转移。③脏器转移，主要是肝脏，典型的转移瘤可见靶环征。

四、鉴别诊断

（1）胃息肉：与突入腔内的 GIST 相鉴别。胃息肉向胃腔凸出，直径较小，多在 1～2 cm，基底窄，有蒂和胃壁相连，内多呈中等回声。

（2）淋巴瘤：与胃壁间的 GIST 相鉴别。淋巴瘤源自黏膜下层，肿瘤呈浸润性生长，侵及范围广，肿瘤内部回声较低，近似无回声。

（3）胃癌：与恶性 GIST 相鉴别。胃癌呈浸润性生长，胃壁层次破坏明显，范围广泛。

第三节　先天性肥厚性幽门狭窄

先天性肥厚性幽门狭窄是婴儿时期原因不明的胃幽门肌层肥厚、幽门管狭窄，造成胃幽门不全性梗阻的外科疾病，见于新生儿，发病率约为1/1000，以男婴多见。目前病因有几种假说，主要有先天性肌层发育异常、神经发育异常、遗传、内分泌因素的影响等。

一、病理

病理改变主要是幽门环肌肥厚，幽门增大呈橄榄形，幽门管变窄并延长，胃蠕动增强，幽门管部分突入十二指肠球部，形成"子宫颈样"改变。

二、临床表现

临床症状主要是呕吐。患儿在出生后3周左右开始呕吐，呈喷射状，进行性加重，呕吐物为食物，不含胆汁；多数患儿右上腹可触及橄榄形肿物；患儿表现为消瘦，体重无明显增加或反而减轻。

三、超声检查

声像图表现如下。

（1）胃幽门部胃壁呈对称性环状增厚，以肌层低回声增厚为主。纵切面呈"梭形"或宫颈征，横切面似靶环征。

（2）增厚胃壁厚度超过0.4cm，长度超过2.0cm，前后径超过1.5cm。

（3）幽门管腔明显变窄，胃内容物通过受阻，胃体腔可扩张，内可见较多的潴留物回声。胃幽门部可见逆蠕动。

四、鉴别诊断

新生儿胃幽门部肌层增厚并伴有喷射状呕吐即可确诊。

（1）先天性十二指肠梗阻：先天性十二指肠梗阻亦可引起胃腔的扩张，但无幽门壁增厚及管腔狭窄的超声表现，一般不难鉴别。

（2）幽门痉挛：幽门痉挛时会出现一过性胃幽门部肥厚、幽门管延长，动态观察有助于鉴别。

五、临床价值

超声检查对先天性肥厚性幽门狭窄具有特征性声像图表现，方法简单、安全，且诊断准确率高，是本病的首选检查方法。

第四节　胃溃疡

一、临床特征

胃溃疡以在胃内形成慢性圆形溃疡为特征，常位于胃小弯，越近幽门越多见，常为单发，少数可多发，亦可累及十二指肠发生复合性溃疡。溃疡呈圆形或椭圆形，深浅不一，可仅限于黏膜，深者也可贯穿全层。壁陡直或倾斜，边缘略高于周围黏膜，底光滑，有时可有纤维膜覆盖。临床表现为腹痛，呈反复周期性及长期性，多为烧灼性，并与饮食有关。可伴有恶心、呕吐、反酸、便秘等消化道症状。

二、声像图特征

（1）胃或幽门管局限性增厚，厚度常小于 1.5 cm，范围小于 5 cm。黏膜面局限性中断，出现凹陷，凹陷处胃壁厚度变薄，除凹陷处局部层次消失外，其余胃壁层次清晰，周围胃壁略增厚。

（2）增厚的胃壁回声低，部分可呈高回声。

（3）凹陷形态规整，边缘对称略高出周围，底部光滑，可见附着物强回声。

（4）多普勒超声显示溃疡周围增厚的胃壁血流可有增多，测及动静脉频谱。

（5）各种类型溃疡的超声特征。①浅表性溃疡：病变处黏膜局灶性轻微增厚，黏膜粗糙不平整或凹陷不明显，黏膜表面呈斑点状强回声，不随蠕动消失。②慢性溃疡：黏膜略增厚，回声较高，凹陷规则平滑，边缘不隆起。③活动性溃疡：病变胃壁明显增厚，内部回声低至中等回声，黏膜凹陷甚大，凹陷口直径大于凹陷底直径，凹陷较规则。④愈合性溃疡：病变管壁轻度增厚，黏膜凹陷直径小于0.5 cm，凹陷形态呈裂隙状或条索状，表面强回声斑块较少。⑤较大溃疡：胃壁凹陷可突出胃壁，底部变薄向外凸出，周缘可显示黏膜纠集征。⑥多发性溃疡：出现 2 处以上病变，壁厚，黏膜凹陷，互不相连。⑦溃疡穿孔：穿孔局部胃壁明显增厚，呈元宝形或梭形低回声，中央可见全层回声中断，并见气体强回声贯穿腔内外，直径多小于 5 mm，胃周围可见气体强回声包绕，肝前和膈下可见游离气体强回声。

三、鉴别诊断

（1）胃溃疡与溃疡型胃癌相鉴别：胃溃疡缺损较小，凹陷规则，底部可见高回声斑块，周围胃壁层次清晰；胃癌溃疡缺损较大，形态不规则，边缘隆起明显，底部无高回声斑块，周围胃壁增厚，结构部分或全部消失。与其他胃壁溃疡较难鉴别，常见的胃壁溃疡仍需与血吸虫溃疡、结核性溃疡、溃疡性肉瘤、类癌溃疡等相鉴别。

（2）浅表性胃溃疡与糜烂性胃炎相鉴别：浅表性胃溃疡病变范围较小，周围胃壁正常；糜烂性胃炎则病变范围较广，周围胃壁增厚。

（3）胃穿孔性溃疡的良恶性鉴别：主要注意观察病灶穿孔处的形态、大小及气体强回声形态。良性胃溃疡一般穿孔直径较小，多小于 5 mm，孔道规则，贯穿的气体呈细线或细带状，边缘整齐；而恶性胃溃疡穿孔直径较大，边缘形态不规则，孔道及贯穿气体粗大、不规则。

四、检查技巧

胃溃疡在空腹状态下检查较难发现病灶，胃超声造影则不难发现病灶。寻找穿孔部位时，应重点扫查固定疼痛部位，观察胃壁回声有无中断和气体贯穿全层，同时观察胃周、肝前及膈下，通常会发现有价值的声像图。

参考文献

[1] 杨铭，胡金秋. 影像诊断学 [M]. 长春：吉林大学出版社，2013.

[2] 戴万亨. 诊断学基础 [M]. 北京：中国中医药出版社，2003.

[3] 戴秀礼，刘信礼，杜江蓉. 临床肿瘤诊疗与医学影像诊断 [M]. 汕头：汕头大学出版社，2021.

[4] 甄梅，张凤梅，韩伟. 影像与检验医学 [M]. 北京：华龄出版社，2014.

[5] 章新友. 医学图形图像处理 [M]. 3版. 北京：中国中医药出版社，2018.

[6] 曲晓燕，吴桐，张传书，等. 超声临床诊断新思维 [M]. 哈尔滨：黑龙江科学技术出版社，2022.

[7] 陈威. 现代医学影像诊断与鉴别 [M]. 南昌：江西科学技术出版社，2020.

[8] 沈桂权，魏渝清. 基础医学影像学 [M]. 上海：第二军医大学出版社，2019.

[9] 王辉，罗燕. 腹部超声造影图鉴 [M]. 北京：人民卫生出版社，2022.

[10] 缪文捷，陈慧，胡玲，等. 医学影像学基础与诊断实践 [M]. 长春：吉林科学技术出版社，2018.

[11] 蔡东梅，夏文军，包相才，等. 新编医学影像诊断学 [M]. 长春：吉林科学技术出版社，2018.

[12] 陈懿，刘洪胜. 基础医学影像学 [M]. 武汉：武汉大学出版社，2018.

[13] 王滨，贺文. 影像诊断学 [M]. 4版. 北京：北京大学医学出版社，2018.

[14] 郑可国，王绍武. 医学影像学 [M]. 4版. 北京：人民卫生出版社，2019.

[15] 田海燕，何茜，龙治刚. 医学影像与超声诊断 [M]. 长春：吉林科学技术出版社，2019.

[16] 孙卫平，甘志浩，胡亚南，等. 临床医学影像诊断与超声医学 [M]. 上海：上海交通大学出版社，2022.

[17] 王龚，王蕾蕾，柳建荟. 医学影像学基础与超声诊断 [M]. 赤峰：内蒙古科学技术出版社，2022.

[18] 顾育训. 实用超声诊断 [M]. 西安：西北大学出版社，2020.

［19］张勇，李颖文，罗兴和.影像医学技术诊断［M］.南昌：江西科学技术出版社，2018.

［20］吕仁杰.现代影像诊断实践［M］.北京：中国纺织出版社有限公司，2021.

［21］李奔辉，钟志伟，刘启，等.医学影像技术与诊断治疗应用［M］.昆明：云南科技出版社，2019.

［22］李真林，于兹喜.医学影像检查技术学［M］.5版.北京：人民卫生出版社，2022.